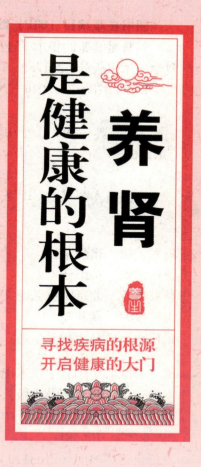

养肾

是健康的根本

寻找疾病的根源
开启健康的大门

主编　王荣华

编者

王国防	王雷防	王　振	王永华	王秋红
牛林敬	兰翠平	邓丽敏	陈永超	杨亚飞
易　磊	杨志国	梁　琳	李宪广	付肇嘉
杨同英	勾秀红			

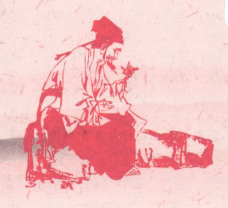

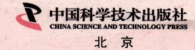

中国科学技术出版社

CHINA SCIENCE AND TECHNOLOGY PRESS

北　京

图书在版编目（CIP）数据

养肾是健康的根本 / 土荣华主编. --北京：中国
科学技术出版社，2017.9
　　ISBN 978－7－5046－7644－3

　　Ⅰ．①养… Ⅱ．①土… Ⅲ．①补肾－基本知识 Ⅳ.
①R256.5

中国版本图书馆 CIP 数据核字（2017）第 202294 号

策划编辑	崔晓荣
责任编辑	黄维佳
装帧设计	北京明信弘德文化发展有限公司
责任校对	龚利霞
责任印制	马宇晨

出　　版	中国科学技术出版社
发　　行	科学普及出版社发行部
地　　址	北京市海淀区中关村南大街 16 号
邮　　编	100081
发行电话	010－62103130
传　　真	010－62179148
网　　址	http://www.cspbooks.com.cn

开　　本	720mm×1000mm　　1/16
字　　数	250 千字
印　　张	18
版、印次	2017 年 9 月第 1 版第 1 次印刷
印　　刷	北京盛通印刷股份有限公司
书　　号	ISBN 978－7－5046－7644－3/R・2091
定　　价	39.00 元

内容提要

　　编者从中医养肾的角度说明肾对人体的重要作用及肾虚的原因，详细介绍了饮食、中药、运动、穴位按摩等常见肾病防治与调理的具体方案，以达到养生防病、养肾强身的目的。本书图文并茂，通俗易懂，方法实用，是普通百姓日常养生保健不可缺少的指导用书。

腰痛？尿频？尿不尽？便秘？畏寒肢冷？早生白发？严重脱发？失眠健忘？通常情况下，如果你的回答都是"否"，那么，恭喜你，因为你保持了良好的养生习惯，你的身体很健康。但如果你有3个或者3个以上的回答都为"是"，那么，很可能意味着你有肾虚的问题，至少有必要找相关医生做个检查。

但现实生活中，人们养肾护肾的意识还相对薄弱，总是被这样那样的"借口"一拖再拖。因为年轻，有人自以为肾虚与己无关；因为经常进补，有人自以为健康可以高枕无忧；有人认为，肾虚只跟刚结婚的年轻小伙子有关，与老人无缘；还有人认为肾虚是男人的事，跟女人八竿子打不着。这里可以负责任地告诉大家：每个人都会有不同程度的肾虚。

缘何如此？中医认为，肾为先天之本，受之父母。所以，随着年龄的增长，肾气会因为耗损而由盛转衰，更容易被人忽视的是，肾虚还不容易被发现。事实上，很多人切身感觉到自己肾虚了的时候，实际上已经不是"虚"，而是"病"了。之所以会这样，原因是肾"吃苦耐劳"的特点掩盖了实际情况而已。

从现代医学研究来看，人的肾有两个，在人体腰部脊柱两侧。两枚肾大约由300万个肾单位组成，每一个肾单位都有独立的工作能力，各个肾单位靠机体和肾本身的反馈系统自觉地工作。平时参与正常工作的肾单位只约占总数的1/4（所以健康人可给别人移植一枚肾），所以，有了轻微病变常不容易表现出来。但肾单位还有另一个特点：不能再生。因此，随着时光流逝，肾虚就成为每个人都要

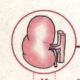

面临的养生问题，"养生必养肾"也就深入人心。

那么怎样才能养好肾，固摄真阳不生病呢？本书着力于生活实践，在介绍肾与衰老、生殖、疾病等内在必然联系的基础上，对肾虚易患人群、望诊知肾虚等作了通俗的说明。养肾护肾方面，在把握"行之有效"这一刚性标准的基础上，做了大量实用性推荐：取材方便、制作简便的养肾食物和食谱；长在身体里的养肾妙药——经穴；不出汗的护肾"健肾运动"；享有盛誉的养肾中药；既能成全"性"福还能养肾的房事方略。此外，还专门对肾病及与其密切相关的男科病做了膳食疗法、经穴疗法的介绍。本书融预防、治疗、诊测、保健于一体，可谓一册在手，养肾护肾不用愁。

常言道：百病"急则治标，缓则治本"。患了肾病，有针对性地用药治疗固然重要，但同时更要秉承一个"慢工才能出细活"的心态，坚持日常养护。尤为要强调的是，每个人的个体情况不一样，不可千篇一律。读者在应用本书的方、药以及经穴、运动等治疗方法（一般不适宜急性患者）时，最好结合专业医师的指导进行，以便能尽快、及时地获得更好的疗效。

身体是工作的本钱，而肾是健康的根本。为自己圆梦人生，为家人，不拖累子孙，走健康之路——养好肾不亏"本"。

编者

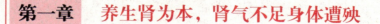

目录 Contents

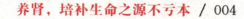

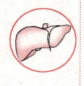

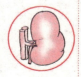

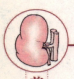

养肾是健康的根本

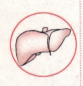

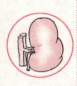

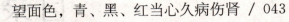

第二章　饮食与养肾，食物修复先天之本

补气排瘀，不同体质不同调养方法 / 060

黑入肾，5个养肾"能手" / 074

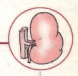

第三章　经穴与养肾，身体里的养肾大药

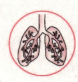
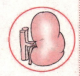

养肾是健康的根本

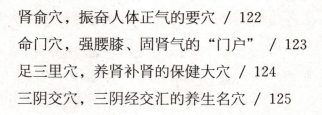

第四章　中药与养肾，阴阳相宜中医施药

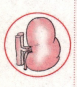

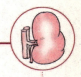

第五章　运动与养肾，轻松健肾一箩筐

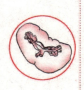

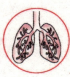

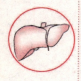

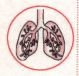

第六章　房事与养肾，修身养性护肾有道

第七章　防治与养肾，强肾健体双管齐下

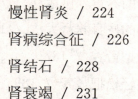
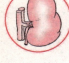

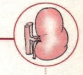

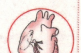
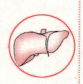
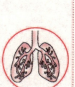
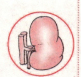

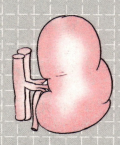

YANGSHEN SHI JIANKANG DE GENBEN

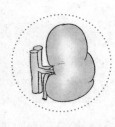

第
一
章

养生肾为本，
肾气不足身体遭殃

肾虚肾亏百病缠身，养肾护肾活到天年。肾

在人体生命中到底有什么重要意义？肾虚肾

影响？哪些人容易与肾虚『结缘』？如何才能及早发现肾虚的蛛丝

马迹……

肾为先天之本，好比是人体的一个大仓库，五脏六腑和身体其

他组织器官的生命物质都由它储藏并支配使用，是人体生命之源，

肾之虚实直接影响到全身的健康状况。

亏了身体会受到怎样的

重要？肾

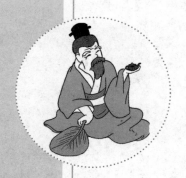

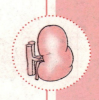

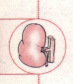
 养肾，培补生命之源不亏本

> 肾精亏少，未老先衰；肾功能失常，生殖能力大打折扣；肾不纳气，人就会气短、气喘；肾精不足还会腰膝酸软、骨质疏松、耳鸣，严重时还可能导致耳聋，由此不难看出，人体生、长、衰、老、病都跟肾有关。

肾是生命基本物质的"天下粮仓"

日常生活中，很多人对腰子情有独钟，尤其是一些男士。什么凉拌猪腰子、杜仲猪腰汤、小茴香炖猪腰等，吃烤肉的时候，也往往少不了要两个羊腰。于菜来看，腰子是个好东西，于人来讲，腰子就是我们的肾，对人体生命有着举足轻重的作用。

人的肾有两个，在人体腰部脊柱两侧。它有很多功能，如分泌尿液、排出废物。大家常听说的肾炎、肾小球、肾上腺等医用术语，其中的"肾"，就是我们称为腰子的这个肾。这里提到的肾更多的是指西医解剖学意义上看得见摸得着的肾器官，而中医里的肾则与之有较大的区别，指的是包括人们通常称为腰子的肾器官以及膀胱、骨、髓、脑、发、耳、二阴等构成的肾系统。从功能的角度来说，涵盖了人体的生殖、泌尿、神经、骨骼等各个组织、器官，起调节人体功能、为生命活动提供"元气""原动力"的作用。

肾是如何实现这一活动的呢？肾元之气。《素问·上古天真论》

说："女子七岁，肾气盛，齿更发长；二七而天癸至，任脉通，太冲脉盛，月事以时下，故有子；三七，肾气平均，故真牙生而长极；四七，筋骨坚，发长极，身体盛壮；五七，阳明脉衰，面始焦，发始堕；六七，三阳脉衰于上，面皆焦，发始白；七七，任脉虚，太冲脉衰少，天癸竭，地道不通，故形坏而无子也。丈夫八岁，肾气实，发长齿更；二八，肾气盛，天癸至，精气溢泻，阴阳和，故能有子；三八，肾气平均，筋骨劲强，故真牙生而长极；四八，筋骨隆盛，肌肉满壮；五八，肾气衰，发堕齿槁；六八，阳气衰竭于上，面焦，发鬓颁白；七八，肝气衰，筋不耐动，天癸竭，精少，肾脏衰，形体皆极；八八，则齿发去。"

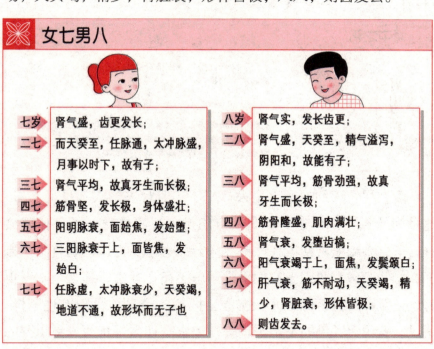

女七男八

七岁	肾气盛，齿更发长；
二七	而天癸至，任脉通，太冲脉盛，月事以时下，故有子；
三七	肾气平均，故真牙生而长极；
四七	筋骨坚，发长极，身体盛壮；
五七	阳明脉衰，面始焦，发始堕；
六七	三阳脉衰于上，面皆焦，发始白；
七七	任脉虚，太冲脉衰少，天癸竭，地道不通，故形坏而无子也

八岁	肾气实，发长齿更；
二八	肾气盛，天癸至，精气溢泻，阴阳和，故能有子；
三八	肾气平均，筋骨劲强，故真牙生而长极；
四八	筋骨隆盛，肌肉满壮；
五八	肾气衰，发堕齿槁；
六八	阳气衰竭于上，面焦，发鬓颁白；
七八	肝气衰，筋不耐动，天癸竭，精少，肾脏衰，形体皆极；
八八	则齿发去。

《素问·上古天真论》的这一段论述，明确指出了肾中精气的主要生理效应是促进机体的生长、发育和逐步具备生殖能力。不难看出，人的一生都离不开肾，就如一日三餐离不开粮食一样。

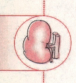

那么，肾为什么会有"天下粮仓"的美誉呢？这还牵涉肾的另一个功能，即主闭藏。《素问·金匮真言论》说："夫精者，生之本也。"精气包括"先天之精"和"后天之精"。其中禀受于父母的"先天之精"就是肾精，其来源主要通过脾胃运化功能而生成的水谷之精气，以及脏腑生理活动中化生的精气通过代谢平衡后的剩余部分，藏之于肾，故《素问·上古天真论》说："肾者主水，受五脏六腑之精而藏之。"肾对于精气有闭藏之功，为精气在体内能充分发挥效用创造了良好条件，具有防止精气流失而影响生命滋养生长的功能，所以，《素问·六节脏象论》才有言："肾者主蛰，封藏之本，精之处也。"

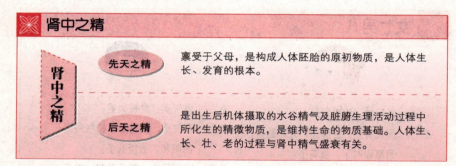

肾中之精

肾中之精

先天之精 禀受于父母，是构成人体胚胎的原初物质，是人体生长、发育的根本。

后天之精 是出生后机体摄取的水谷精气及脏腑生理活动过程中所化生的精微物质，是维持生命的物质基础。人体生、长、壮、老的过程与肾中精气盛衰有关。

现在尽管人们吃得比过去都好了，但肾虚的人却反而多了，这是为什么呢？首先要声明一点的是，并非是吃好了身体就会好，五谷杂粮家常便饭往往更养人。更进一步讲，肾虚有两个方面，即肾阴虚和肾阳虚。如果肾阴虚了还在补虚，那么，吃得再好也还是虚，甚至比原来更虚了。同样的道理，肾阳虚也一样。所以，这里更关键的不是千篇一律追求吃什么好东西，更重要的是要吃对，选择适合自己需要的。我国明代著名医家张景岳有句名言："善补阳者，必于阴中求阳；善补阴者，必于阳中求阴。"比如，肾之阴精渐衰的人，冬天可配食乌龟、甲鱼、枸杞子等护阴之品。身体在阴阳平衡中达到了动态平衡，肾不虚了，人体抵抗力也就增强了，自然不生病了。

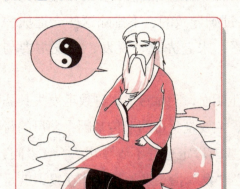

善补阳者，必于阴中求阳；善补阴者，必于阳中求阴。

肾精亏少，未老先衰早生白发

越来越不敢笑，因为一笑脸上就出现细小的沟沟壑壑；去美容院次数越来越频繁，因为眼袋、黑眼圈让自己看上去老了 5 岁；看上去是为了保暖的帽子，却戴上去就不想再摘下来，因为头发掉得吓人，而且早生白发。一项针对在 26—45 岁，月收入在 5000～10000 元的健康调查显示，35—50 岁的高收入中年白领群体机体老化速度较快，"生理年龄"超龄趋势明显加快，平均超过"自然年龄"10 岁左右。

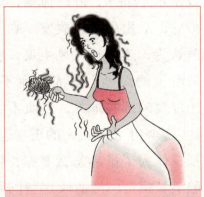

未老先衰、脱发、白发主要与肾、血有关。

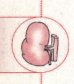

为什么会这样呢？首先要纠正的是，并非很多人日常认为的是洗发水有问题，或者说洗头过勤导致的，不排除这些会造成一定的影响，但从中医角度来看，未老先衰、脱发、白发主要与肾、血有关。

首先，肾精不足，不能化生阴血，阴血亏虚，导致毛发失其濡养，故而花白。肾为先天之本，主要是父母的遗传基因，父母的肾就虚，那么，遗传给孩子的肾基因肯定也好不到哪里去。《素问》说："肾之合骨也，其荣发也。""发"指头发。肾其华在发，就是说，头发是肾的花朵，肾的精气盛衰，可以从头发上看出来。头发的好坏是肾气的一个外现。头发如果非常黑、非常滋润、非常柔亮，就说明肾气足。而"发为血之余"，头发的生长，根本在于肾，而肾藏精，精又能化血而充养头发的缘故。人从幼年到老年，肾精之气也由盛转衰，头发也由黑变白，当然，那些中年人，甚至青年人早生白发除了遗传等因素影响之外，大多也是一种肾中精气亏损的缘故。这种类型的人多半有"少白头"家族史，适宜补肾阴或补肾阳，前者用六味地黄丸加减，后者用金匮肾气丸加减。

其次，血热偏盛。情绪激动，致使水不涵木，肝旺血燥，血热偏盛，毛根失养，故发早白。中医认为，热生风，风生痰，痰就像河里的泥沙，造成气血不通，出现痰的那些地方，气血不能到达，影响了新陈代谢的正常运作。那身体为了排毒怎么办呢？就在脸上长痘痘。能造成这些问题的最大的原因就是血虚、血热。造

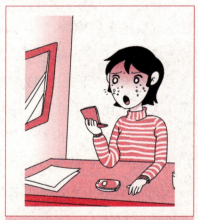

血虚、血热，脸上就会长痘痘。

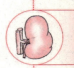

成血虚的最大原因是内热，也就是所谓的上火。中医认为血热血枯，血凉血生。而"发为血之余"，血枯则发白，血生则发黑。所以血热型白发者，身体本身就热，如果不拿凉性东西平衡，长此以往就像干燥的森林，有把火就燃烧。所以，笔者建议每天要吃7种不同的青菜和水果，才能达到营养补给和清热生血的目的。当然你还可以喝凉茶或中药降火。如果你不喜欢吃苦的中药或凉茶，那就冰糖煮绿豆，清热又退火，外加芦荟煮开水喝；如果还想要美白、漂亮，那就要再加一点薏苡仁。所以青少年时期生机旺盛，血气方刚，其中有些人由于种种原因，阳气偏盛，血分蕴热，血运壅滞，使头部失于濡养而生白发。治宜清热凉血，养血乌发，方用凉血五花汤、龙胆泻肝汤加减。

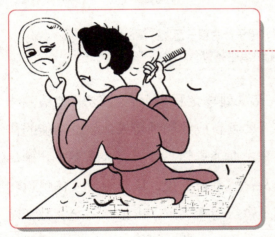

头发的生长与脱落，荣润与枯槁，与肾中精气的充盛程度有关。肾的精气充盛，头发便浓密有光泽；反之，则头发稀疏干枯，容易变白和脱落。

肾功能失常，生殖能力大打折扣

肾精是胚胎发育的原始物质，并且能够促进生殖功能的成熟。人的生殖器官之发育、性功能的成熟与维持，以及生殖能力，都与肾中精气密切相关。当人体生长发育至青年时期，肾中精气逐渐充盛，生殖器官发育渐趋成熟，此时产生一种"天癸"物质。

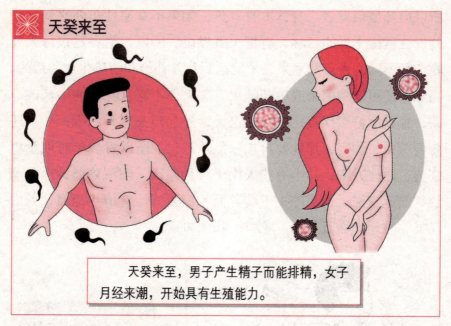

天癸来至

天癸来至，男子产生精子而能排精，女子月经来潮，开始具有生殖能力。

天癸，是肾精及肾气充盈到一定程度而产生的一种精微物质，具有促进人体生殖器官的发育成熟和维持人体生殖功能的作用。天癸来至，男子产生精子而能排精，女子月经来潮，开始具有生殖能力。其后，肾精及肾气不断充盈，从而维持人体生殖功能旺盛。中年以后，肾精及肾气逐渐衰少，天癸亦随之衰减，以至竭绝。没有了天癸的激发作用，生殖功能逐渐衰退，生殖器官日趋萎缩，最后丧失生殖功能而进入老年期。因此，肾精及肾气关系到人的生殖功能，是人类生育繁衍的根本。

所以，肾精的生成、贮藏、排泄对繁衍后代起着重要的作用。如果肾功能失常，就会导致性功能异常，生殖功能下降。依据肾精及肾气主司人体生长发育和生殖的理论，临床上防治某些先天性疾病、生长发育迟缓、生殖功能低下或一些原发性不孕

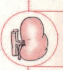

症，以及优生优育、养生保健、防止衰老等，都应从补养肾精肾气入手调理。生活中常见的流产、不孕、不育、闭经、痛经、儿童性早熟等问题均与肾功能异常有关，也正是这个原因，建议那些一心扑在事业上的人士，如果要组建家庭孕育孩子尽可能趁早，女性尤其是如此。

这里简单说明一下，何为高龄妇女，高龄妇女孕育有哪些危害。《素问·上古天真论》说："五七，阳明脉衰，面始焦，发始堕。"可见，女性要过了"五七"即 35 岁则属于是高龄妇女的范畴了。自然，也不提倡过早，对于女性来说，最佳的生育时间是23—29 岁。在这段时间，女性的心理、生理都已经十分成熟，最适合孕育宝宝。超过这个范畴，就可能会带来危害。比如，产妇年龄过高也危及婴儿的健康，拿先天性痴呆的唐氏综合征来说，

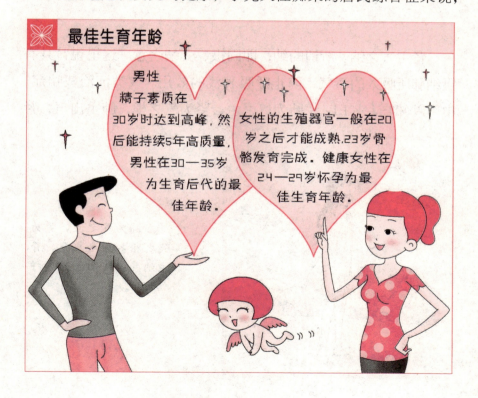

最佳生育年龄

男性精子素质在30岁时达到高峰，然后能持续5年高质量，男性在30—35岁为生育后代的最佳年龄。

女性的生殖器官一般在20岁之后才能成熟，23岁骨骼发育完成。健康女性在24—29岁怀孕为最佳生育年龄。

25—34 岁的产妇中诞下这种"傻孩子"的比率是1/800，35—39 岁时比例就达到1/250，40—44 岁时上升为1/100，如果是 45 岁以上的高龄，这种可能就变成约1/40。再如，"高龄"会给妈妈带来诸多危险。专家认为"高龄"更容易流产。对于适龄产妇，流产率是 12％，而高龄产妇则达到了 31％。不仅如此，高龄生育在分娩后也会有不良后果。由于产妇体力不够，产后恢复体能也不及非高龄产妇，生殖道和生殖器官功能下降，同时也会产生一些并发症。

肾不纳气，人就会气短、气喘

肾主气之纳。所谓的纳，即固摄、受纳之意。这里说肾具有摄纳肺所吸入的清气，防止呼吸表浅的效用。《类证治裁喘症》中可以知晓，其曰："肺为气之主，肾为气之根，肺主出气，肾

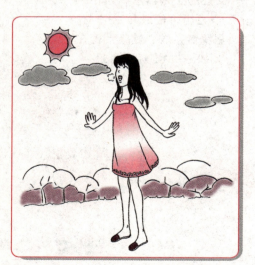

肺为气之主，肾为气之根，肺主出气，肾主纳气，阴阳相交，呼吸乃和。

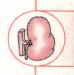

主纳气，阴阳相交，呼吸乃和。"可见，肾主纳气与肺主气有明显的不同，这里主要是从闭藏的角度来讲的，即是肾的闭藏之功在呼吸上的一种体现，所以，尽管人的呼吸由肺所主，但必须有赖于肾的闭藏，即纳气。

进一步的研究印证了《难经四难》"呼出心与肺，吸入肾与肝"之说，从这里可以看出，呼吸均匀和调必须使肾的纳气功能正常，所以，气喘还跟肾的纳气是否正常有关，否则，就像很多会吸烟的人说那些不会吸烟而假吸烟的人，吸的"过口烟"，即烟没有进入体内，只是在口腔内吸，又在口腔内就向外布散。当然，对于身体而言不可能完全没有清气进入体内，而是比较浅、少而已。

正是从这个道理出发，一个人如果出现气管炎、支气管扩张、哮喘、肺气肿等常见疾病，不能为解决呼吸而解决呼吸，还需要考虑是否是由肾功能异常引起的。因为肾功能失调，吸入之气不能归纳于肾，人就会出现呼多吸少、气短、气喘等"肾不纳气"的病理反应，疾病便产生了。

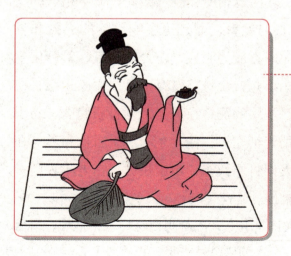

肾功能失调，吸入之气不能归纳于肾，人就会出现呼多吸少、气短、气喘等"肾不纳气"的病理反应，疾病便产生了。

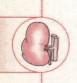

肾不好，易患腰膝酸软、骨质疏松

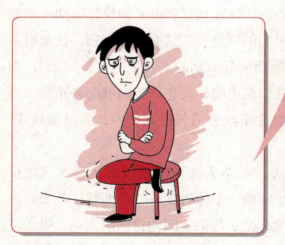

中年以后的群体最常见的有：骨质疏松、腰膝酸软、四肢乏力、畏寒肢冷、夜尿频多、发落齿摇、失眠健忘、神疲气乏以及耳鸣耳聋等，均可归结为肾气虚亏。

中医认为，肾主骨生髓。《黄帝内经》将髓分为三种：脑髓、骨髓、脊髓。此三种髓，均由肾精所化生。因此，肾中精气的盛衰，不仅影响到骨的生长与发育，而且也影响到髓的充盈和发育。如何影响呢？从反面来看最为明显，即肾精亏虚，骨髓化生无源，骨骼失其滋养。在小儿就会骨骼发育不良或生长迟缓；在成人，则可见腰膝酸软，步履蹒跚；在老年，则骨质脆弱，易于骨折等。从正面来看，则肾精充足，髓化生有源，骨质得养。在小儿则发育旺盛；在成人则骨质致密，步履矫健；在老年人则多坚固有力，富有一定的韧性。

无论是小儿、成年人还是老人，不难明白这样一个道理，肾有掌控骨骼生长的功能。一个人如果肾精充足，那么骨质就会得到很好的滋养，骨质变得致密，骨骼坚固有力；反之，如果一个人肾精不足，则肾功能失常，骨骼失去滋养。对正在发育的孩子来说，就会发育迟缓、骨软无力；对承受方方面面压力的成年人来说，则会呈现未老先衰的状态；而对原本可以颐养天年的老年人来说，表现出腰膝酸软、步履蹒跚的老态龙钟之状；甚则会出现骨质脆弱、易于骨折等身体问题。

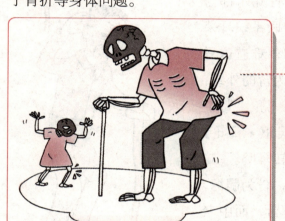

如果一个人肾精不足，则肾功能失常，骨骼失去滋养。

肾精不足，年老气虚多耳鸣、耳背

平常很多人都有这样的感觉：原本身体挺好的，也没有什么病，怎么突然听力就下降，老觉得耳朵里吱吱乱叫，用手按按还稍微好一些，尤其是一些中老年人更感明显。就其原因就是肾气不足。正应了那句"人过四十，肾气自半"的俗语。所以，听力的问题，远不是外在的"助听器"就可以从根本解决的。

首先，肾为人体的先天之本，肾阴肾阳是全身各个器官的阴阳之本，所以补肾也就是增加全身器官的"能源"。《素问·阴阳应象大论》里讲肾开窍于耳，《灵枢》也有"肾气通于耳，肾和则耳能

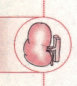

闻五音矣"之说，所以一个人的听觉灵敏与否，与肾中精气的盛衰有密切关系。肾精充足，就会耳聪目明；反之，若肾精不足，则听力减退。正是从这个角度来说，要想耳鸣、耳背得到缓解，就要使耳朵多获得一些气血"救济"，归根到底就要使肾功能更强大。

其次，身体上的五官九窍都与不同的脏腑有着密切的联系，耳朵和肾的外形惊人的相似，难道这只是巧合？中医认为，耳为肾的外窍，《素问·阴阳应象大论》说："肾主耳……在窍为耳。"《灵枢·海论》中说："髓海不足则脑转耳鸣。"髓海是什么？肾主骨生髓，骨为髓海，但是骨的生长还是要靠肾，而中老年人肾中精气正在逐渐地衰弱，耳朵得不到足够的精气来濡养，所以会耳鸣、听力下降。

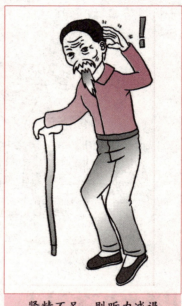

肾精不足，则听力减退。

有问题就要针对性调治。如果觉得耳鸣加重了，可以去买一些耳聋左慈丸服用。平时要用枸杞子和山药熬粥喝；用菊花和枸杞子泡茶，在枕头下面放一个磁铁也会起到很好的辅助治疗的作用。如果是耳背，日常生活还需注意以下几个方面：可以每天坚持读报纸，延缓语言中枢的退化，也能起到锻炼听力的作用；慢跑、散步等可以促进全身血液循环，达到改善内耳的血液供应的目的；急躁、面红耳赤会使体内自主神经功能紊乱，内耳发生缺血、水肿和听觉障碍，容易引发听力锐减或突发性聋，所以老年人要尽量保持轻松愉快的心境；用耳勺、火柴棒掏挖耳，容易碰伤耳道，引起感染，还可能致鼓膜损害，从而影响听力。

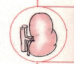

生活中抽烟喝酒对于大多数中青年男士而言，应该是很平常的事情，偏偏肾病偏爱于这些人群。身体虚弱，进补也是时下流行，补补总比不补要强吧，偏偏吃得太咸成为了导致肾病的陷阱。此外，先天不足、久病不愈、长期熬夜、久坐少动、纵性恣行、滥用药物都是导致肾虚的帮凶。远离肾病，从让自己肾不"虚"做起。

阴虚阳虚，说说肾怎么就"虚"了

肾虚，简单地说，就是指肾的精、气、阴、阳不足。人体就会出现诸如精神疲乏、头晕耳鸣、健忘脱发、腰脊酸痛、遗精阳痿、男子不育、女子不孕、更年期综合征等多种病症。现代医学证明，当人发生肾虚时，无论肾阴虚还是肾阳虚，都会导致人的免疫能力降低，而肾的微循环系统也会发生阻塞产生病症。

那么，为什么会出现肾虚呢？归结起来看，主要有两方面的原因：一是先天禀赋不足，二是后天因素引起。

引起肾虚的先天因素，主要是指先天禀赋薄弱。《灵枢·寿天刚柔篇》说："人之生也，有刚有柔，有弱有强。"说直白了，

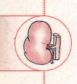

就是人们常说的母强子壮，当然，这里的"母"不能单纯理解为"母亲"，而是受之父母之母，所以，如父母的身体不好，尤其是在身体状态不好的时候怀孕，那么，孩子就可能出现先天肾气不足。比如，在酒后房事怀孕；如果父母在体弱多病、精血亏虚时怀孕；或年过五十精气大减之时怀孕；或早婚时怀孕，或生育过多，精血过度耗损；或妊娠期中失于调养、胎气不足等都可导致肾的精气亏虚。诸如此类情况下怀孕，就可能导致生殖功能下降，影响生殖能力，便会引起下一代形体虚衰，或先天畸形、痴呆、缺陷，男子出现精少不育、早泄，女子出现闭经不孕、小产、习惯性流产等。

引起肾虚的原因

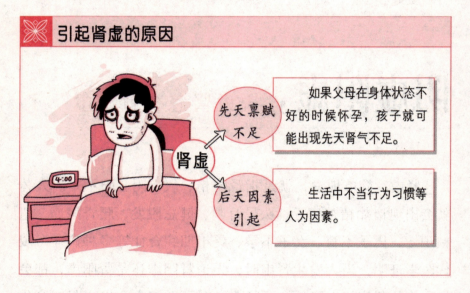

先天禀赋不足 —— 如果父母在身体状态不好的时候怀孕，孩子就可能出现先天肾气不足。

后天因素引起 —— 生活中不当行为习惯等人为因素。

引起肾虚的后天因素，则指生活中不当行为习惯等人为因素。比如，久病不愈、嗜烟好酒、起居无节、经常熬夜、久坐少动、纵性恣行、滥用药物等，这些都可能导致肾虚症状出现。

肾虚，是一个笼统的概念，无论是预防还是治疗，都有必要对肾虚做一个细致的说明，以便在防治的时候参考。中医认为肾虚主要分为2种：肾阳虚、肾阴虚。

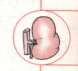

1. 命门火衰——肾阳虚

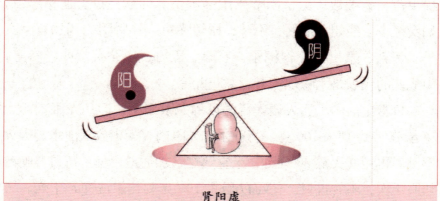

肾阳虚

　　肾阳虚，俗称命门火衰。肾阳虚会出现"寒证"，主要表现为腰酸、四肢发冷、畏寒、小便清长、面色㿠白、水肿、性欲减退、阳痿早泄、舌淡苔白、脉沉迟。女子会出现不孕、遗尿、浮肿、性欲低下等症状。补肾阳药物多是温热性药，如附子、肉桂、鹿茸等。

2. 肾水不足——肾阴虚

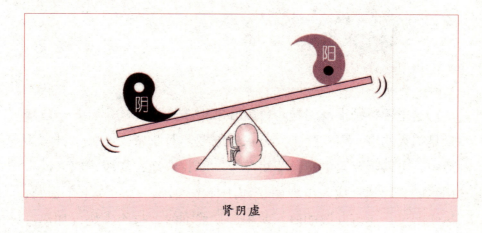

肾阴虚

肾阴虚，俗称肾水不足。肾阴虚会出现"热证"，主要表现为腰酸、燥热、盗汗、虚汗、头晕、耳鸣、口干、尿黄便干、舌红少苔、脉细数。男子阳痿或阳强不倒、性欲亢进、遗精早泄、妇女经少、经闭、崩漏、不孕、尿短赤黄。补肾阴的药物有女贞子、黄精、墨旱莲、枸杞子、石斛、玉竹、山茱萸、西洋参等，中成药的代表是六味地黄丸、左归丸等。

日常生活中，男人调理肾虚可用龙眼肉粥，即用龙眼肉、大枣各 15 克，粳米 100 克。将粳米和龙眼肉、大枣放入清水，大火煮沸后再用文火熬 30 分钟，米宜熟烂，加适量白糖。每日早晚各热服 1 次，不宜过量。还可以用将 100 克刺莓果洗净，干燥，去果核，研碎，放入瓶内，加入 500 毫升米酒，密封瓶口。每日振摇 1 次，浸泡 7 天以上做成刺莓酒，早晚各服 15 毫升。

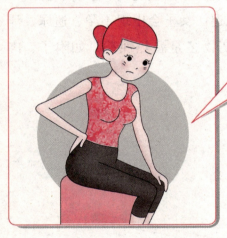

肾虚并非很多人误解的那样——肾虚只是男人的事。事实上，女人一样需要养肾护肾。

这里要特别提及的是，肾虚并非很多人误解的那样——肾虚只是男人的事。事实上，女人一样需要养肾护肾。比如，日常生活中，可以喝芹菜蛋羹，即将芹菜 300 克洗净，切段，放入锅中用水煎煮片刻，加入少许面粉和 1 杯浓肉汤，再加入 1 个蛋黄，热饮即可；还可以取胡萝卜两根，切成细线，与冷牛奶（加热过

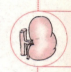

的）150毫升混合搅匀，加入适量盐做成胡萝卜羹，一天1杯，分3次服用，连续一周最为有效。

先天不足的人，多肾虚

"肾为先天之本"，先天不足是导致肾虚的重要原因，父母肾精不足，可导致子女肾虚（主要是指肾精虚，发育迟缓，智力动作迟钝，骨骼瘦弱等）。正是这个原因，所以，不仅仅是婚前要做健康检查，即想要孩子的时候也要做好充分的生理准备。中国人一般比较含蓄，其实，在一些韩剧中，经常可以看到这样的场景：男女主角历经情感波折，最后有情人终成眷属之后，妈妈们往往会带他们去抓药，来补一补身体，以应付繁忙的婚事，还有接下来的孕事。

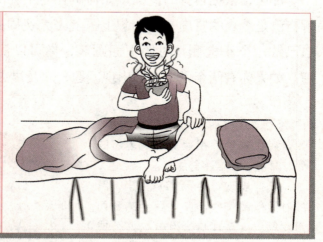

长期腰腿酸软、怕冷、手脚冰凉、尿频。可以在医生指导下，于蜜月前一两个月开始服用人参、黄芪、鹿茸片、枸杞子、菟丝子类中药。

对此，专家建议存在肾阴虚问题的男性，可以在婚前一个月遵医嘱适量服用六味地黄丸。对于很多因为缺乏锻炼而体质欠佳

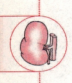
的男性来说，他们可能存在肾阳虚的问题，即长期腰腿酸软、怕冷、手脚冰凉、尿频。可以在医生指导下，于蜜月前一两个月开始服用人参、黄芪、鹿茸片、枸杞子、菟丝子类中药。

从食物的角度来看，可以适当多吃些富含高蛋白的食物，如鸡、鱼、肉、蛋等弥补劳累对中气的耗损；维生素 E 能调节人的性腺功能，可从坚果类、动物脏器、绿色蔬菜、植物油等中摄取；微量元素锌则是夫妻生活的调节剂，多食海鱼、芝麻、青豆等食物可补其不足。准新郎也可通过饮食来补肾，如平时可喝些枸杞猪腰汤、海参黑芝麻板栗汤、猪肚白果汤等益气滋阴，养精补肾。道理很简单，人的中气充足，有赖于饮食提供足够的能量。我国北方很多地区有蜜月期间多吃鸡蛋的习俗。每日膳食中多补一些鸡、鱼、肉等富含高蛋白的食物，也利于弥补劳累对中气的耗损。这是一种非常简便易行的食补方法。当然，并不是所有的新婚夫妇都要在婚前补肾。劳累、烟酒、过度性生活确实会对身体有一定伤害，但每个人情况不同，若身体没有明显不适，则无需进补。

那么，依据自身的情况该如何做补与不补的判定呢？想要了解自己是否真的肾虚，又不想上医院去大费周折，你可以选择给自己做一个小检测。对照下面图表，你可以测出自己是不是肾虚。如果你有两个以上方面出现问题，应及早去医院检查。

❶ 五官方面

症状表现：视疲劳、鼻塞、眩晕、耳鸣、咽喉不舒服等。

典型表现：容易感冒；坐、蹲的时间稍微长些，直立后会感到两眼发黑、头晕耳鸣；用电脑办公或看书二三十分钟就感到眼睛干涩、胀痛。

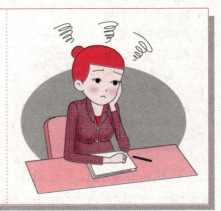

❷ 心血管方面

症状表现： 心悸、气喘、胸闷、浮肿等。

典型表现： 晨起或劳累后足踝及小腿肿胀，下眼皮肿胀、下垂；月经到来前两三天，四肢发胀、胸部胀满、胸部串痛。

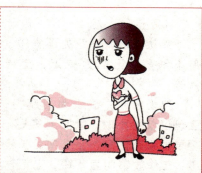

❸ 胃肠道方面

症状表现： 食欲不振、恶心、胃痛、腹痛腹泻、便秘等。

典型表现： 尿频，在正常饮水情况下，夜尿在 3 次以上；小便无力，淋漓不尽，大便黏滞不畅；食生冷干硬食物常感胃部不适、口中黏滞不爽、吐之为快；一日三餐，进食甚少；排除天气因素，即使口味非常适合自己的菜，也感觉无味。

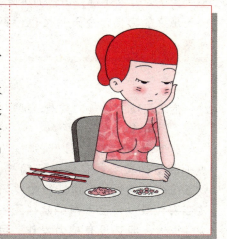

❹ 神经肌肉方面

症状表现： 腰酸背痛、头晕脑涨、经常失眠、下肢乏力等。

典型表现： 经常感到很困倦，却无法熟睡，多梦、易惊醒；体重有明显的增加或下降趋势；没有风湿或外伤，却背部不适、胸部有紧缩感、腰背痛、不定位的肌肉痛和关节痛；不提重物，走到 3 楼就两腿无力；坐在椅子上看电视，超过 2 小时就感到腰酸。

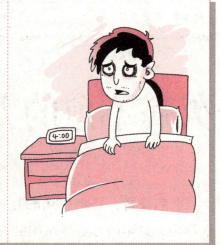

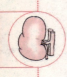
❺ 全身方面

症状表现：注意力不集中、头脑不清醒、记忆力减退、全身倦怠等。

典型表现：表现为无精打采，上班仅仅 1 小时，就胸闷气短，盼望早早回家休息，但上床后又睡不着；工作效率明显下降，上司已明显表达了对你的不满；记忆力下降，昨天想好的事情，今天怎么也记不起来。

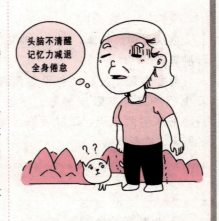

❻ 其他方面

症状表现："性趣"减退、抑郁、焦虑、恐惧等。

典型表现：不再像以前那样热衷于朋友的聚会，有种强打精神、勉强应酬的感觉；工作情绪始终无法高涨，最令自己不解的是"无名火"很大，但又没有精力发作；月经不调、性欲降低，过性生活时感到疲惫不堪。

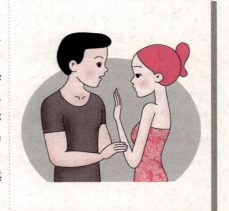

久病不愈的人，往往肾气虚弱

久病及肾，是指生病的时间长了会影响到肾健康，进而出现肾阴、肾阳的亏虚。从中医的角度来看，肾为人体先天之本，为阴阳之根，为命门之所居。命门内寓先天之水火，为元气之所系。大家都知道，肾精化生肾气，而精藏之于肾，是构成肾的主要物质。因此，肾阴肾阳充足，则五脏阴阳正常，五脏功能协调。

长期患病之所以会伤及肾脏，是因为人体五脏阴阳失调，而肾阴、肾阳为一身阴阳之根本，若五脏阴阳不足，虚损日久，则会影响及阴阳之根本，导致肾阴肾阳的亏虚。如肺痨日久，肺阴不足，累及肾阴，从而出现干咳少痰或痰中带血，咽喉干燥，形体消瘦，腰酸耳鸣，骨蒸潮热，颧红盗

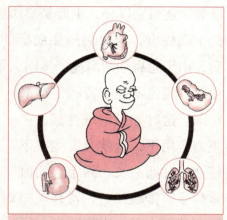

五脏一体，心、肝、脾、肺、肾和谐通达，生命之树才能常青。

汗等肺肾阴虚之症。正如龚廷贤在《寿世保元·劳瘵》中所述："夫阴虚火动，劳瘵之疾，由相火上乘而成也。伤其精则阴虚而火动，耗其血则火亢而金亏。"因此，多种疾病久延不愈常是肾疾病发生的主要原因。

五脏一体，心、肝、脾、肺、肾和谐通达，生命之树才能常青。反之，则会心肾不交，脾肾不能相济，肺肾不能相生。肾精失去脏腑之精的濡养，自然精气亏虚，可导致肾精不足。此外，心阴亏虚，或肝阴不足，久而不愈，亦可影响肾，导致心肾阴虚，或肝肾阴虚之症。再如，饮食不节，劳倦内伤，或泄泻日久，脾阳受损，病情缠绵，累及于肾，可致下利清谷，或五更泄泻，少腹冷痛，形寒腰酸等脾肾阳虚之症；若心阳不足，或肺阳亏损，日久及肾，亦可致肾阳不足，而见心肾阳虚，或肺肾阳虚之症。因此，临床上对于各种慢性疾病日久不康复者，从肾入

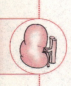
手，采取滋阴补肾，或温肾散寒之法，常有良效。此即所谓"治病必求于本"。

从现代医学的角度来看，肾位置的固定，除了靠肾动脉和肾静脉牵连着它以外，主要是靠腹膜把它固定在腹后壁。而肾固定的牢固程度，与肾周围脂肪层的厚度有密切的关系。人在久病后，由于患病期间消耗了体内大量的脂肪，肾周围脂肪层也明显变薄，腹膜不能把肾固定得很牢固。这时如果锻炼过猛，在重力作用下，肾就会发生上下移动。时间一长，固定它的血管和腹膜都被拉长，肾移动的幅度就更大了，出现医学上所说的"肾游走"。

因此，久病之后，应该先进行一些动作缓慢而且运动量较小的锻炼，如散步、做广播体操、打太极拳、练气功等。待身体恢复一段时间后，再渐渐增加动作强度和运动量。

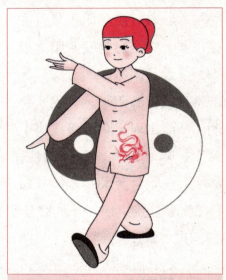

久病之后，应该先进行一些动作缓慢而且运动量较小的锻炼。

嗜烟好酒的人，烟酒是肾虚的"导火索"

35岁的赵强是一名医药销售人员。令他万万想不到的是，年纪轻轻的他轻易间就被肾病缠上了身。刚开始，一点征兆都没有，赵先生经常加班熬夜、烟酒应酬，乐此不疲。直到有一天，他在排尿时感觉不舒服：排尿不畅，小便中也有泡沫。于是前往医院做了一个尿常规检查，从而发现了肾虚的"导火索"——慢性肾炎。

　　中年人经常会有脱发现象，就其原因是多方面的。一项新的调查显示，如果每天吸烟，那么脱发现象将大大增加。研究人员指出，吸烟可能破坏毛囊，影响头皮的血液循环和激素分泌，或导致更多的雌激素。这跟肾有什么关系呢？联系很直接，从中医的角度来看，发为血之余，而血与肾精密不可分，所以，脱发表面上看是头发的问题，实际上，是肾出了状况，因此，脱发被看成是肾精盈亏的"预警"。

　　再来看饮酒，医学研究表明，我们喝的酒 90％ 以上是在肝里面代谢的，肝对酒精的代谢能力很强，如果我们饮用 50 毫升茅台酒，也就是大约 30 克酒精，肝脏的代谢大约需要 46 小时，但是，肝对酒精的代谢是以损伤自己为代价的。中医认为，肝肾同源。在先天，肝肾共同起源于生殖之精；在后天，肝肾共同受肾所藏

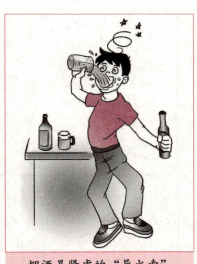

烟酒是肾虚的"导火索"。

的先后天综合之精的充养。因此，肝肾的结构和功能虽有差异，但其起源相同，生理病理密切相关，临床上也多采用"肾肝同治"的治疗法则。从现代医学来看，在代谢过程中要消耗大量的辅酶，这些物质的过度消耗会导致肝细胞的坏死，逐渐使肝纤维化以致肝硬化。

　　当然，少量饮酒对身体有一定的好处，如可以加强机体对紫

外线损伤的防护能力等，但这里的少量是少之又少，大约一天仅折合成酒精几毫升，一般饮酒量都不可能这么少，量很难控制，因此，肾炎患者最好远离"美酒"。

长期熬夜的人，小心遭肾病"夜袭"

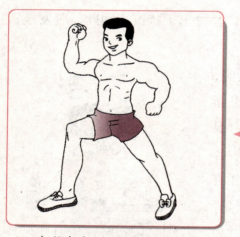

> 再强壮的身体也抵抗不了熬夜破坏人体的平衡，导致脏腑气血功能失调。

有些年轻人认为自己身强力壮，熬夜是小事，不会对身体造成什么大的损害，可以自行调解。其实不然，再强壮的身体也抵抗不了熬夜破坏人体的平衡，导致脏腑气血功能失调，加上熬夜时为了提神，喝浓茶、苦咖啡等，甚至吃一些不健康食物，也会使人感到劳累、乏力，引发肾病的概率更大，最后导致肾病的发生。

肾病的早期症状不是很明显，容易被人忽视，使得很多年轻人不能及时地发现肾病，错过了肾病治疗的最佳时机。

既然如此，有什么办法可以避免熬夜导致的各种可能肾病呢？首先在使用电脑时，最好在显示器前配备质量较好的防辐射屏。酌情多吃一些胡萝卜、豆芽、西红柿、瘦肉、动物肝脏等富含维生素 A、维生素 C 和蛋白质的食物，经常喝些绿茶等。吃一些对眼有益的食品，如鸡蛋、鱼类、鱼肝油、胡萝卜、菠菜、地瓜、南瓜、枸杞子、菊花、芝麻、萝卜、动物肝脏等。

吃得太咸的人，小心伤害了你的肾

部分媒体对"全民食盐加碘"提出质疑，认为部分地区"补碘过量"导致包括甲状腺癌在内的甲状腺疾病增加。那么，为什么食盐过多导致肾病？中医讲"咸入肾"，即咸味的药物或食物最容易作用于肾。咸味适度可以养肾，现代医学研究也认为，咸能调节人体细胞和血液渗透压平衡及水盐代谢，可增强体力和食欲，防止热痉挛。因此，在呕吐、腹泻及大汗后，适量喝点淡盐水，可防止体内钠离子的缺乏。

但过犹不及，过咸则伤肾。"肾主骨生髓"，即人身的骨骼都与肾的功能相关，因此过咸的东西会损坏骨组织。长期高盐饮食还会导致心脑血管疾病、糖尿病、高血压等。大约 80％的肾病患者，也是高血压患者。而这种肾病合并高血压患者，80％是患容量依赖型高血压，即其体内钠离子浓度过高。因此，所有的肾病患者都要低盐饮食。

对此，医学界人士表示，与其关心食盐加碘是否导致疾病，不如关心过量摄入盐而导致的健康问题。就其标准而言，一般成人每天吃 6 克左右盐已足够。不仅仅是盐的量要控制，而且还要从食物的角度适当加以调节。比如海产品及某些肉类多为咸性食物，如海蜇、海带、猪肉等，不仅不能口味太重，而且要把握一个量。

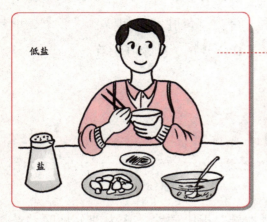

低盐

过咸的东西会损坏骨组织。长期高盐饮食还会导致心脑血管疾病、糖尿病、高血压等。

盐

此外，调料品要尽可能在饭菜熟了再放，这样增加了口感，但实际摄盐量却相对下降了。再者，某些零食也可能成为大家忽视的高盐食物。比如，爆米花、薯片、薯条等。美国一份报纸对影院的爆米花调查后发现，一盒爆米花的含盐量在5～7克，薯条的含盐量也大致相同，因此这些食品一定要少吃。

暴饮暴食的人，谨防肾罢工、造反

在这个追求速度的年代，现代人越来越忙：每天走进办公室，望着桌上如小山般的工作量，耳边响起上司一声又一声的催促，为了那微不足道的月薪，生活把很多人打造成了工作狂。忙、忙、忙，忙起来要人命，哪里还有什么吃饭时间，好不容易工作可以暂停一段时间了，肚子已经饥肠辘辘了，飞奔到美食城大饱口福，不知不觉吃下了很多食物。如此日复一日的恶性循环，食物不仅累坏了我们的肠胃，更使得先天之本——肾起来造反了！

我们食用大量的食物，便意味着也将会产生大量的垃圾，而人体的"垃圾处理场"却是肾，它负责分泌尿液、排泄废物，能起调节人体电解质浓度、维持酸碱平衡的作用。它的工作量增加，肾功能受损或逐渐衰退，肾的排泄和调节功效也将会降低。如果一个城市的垃圾太多，超过了垃圾处理场的运转能力，那么这个垃圾处理场里的机器就会提前老化，工人也会不堪重负，久而久之，垃圾处理场将倒闭。

事实上，我们的肾现在也面临这样的情况，每天都超负荷地运转，它的劳动压力有多大？实在不敢想象！一旦垃圾处理场倒闭，这个城市将变成什么样子？臭气熏天，苍蝇、蚊子到处乱飞，流行病、传染病增加……这样的城市也将面临倒闭了。而我们的肾出了问题呢？后果同样令人不敢想象！身体的毒素、垃圾

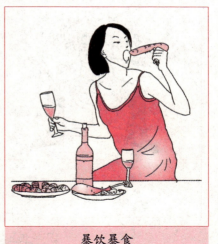

暴饮暴食

排不出去，外表就会反映出来，比如痘痘、斑都会冒出来，头发脱掉严重，骨骼柔韧性变差，身体状况一天不如一天。肾功能损害严重时，会生出很多疾病，还会发生尿毒症而危及性命。

所以养肾不是喊两句口号，吃几服壮阳或滋阴药物就可以万事大吉的，得扎实地落实到我们每一天的生活中，并且形成习惯。

久坐少动的人，殃及膀胱失常

坐久了，身体挤压膀胱，所以很多人因为职业或者生活习惯等，很容易患前列腺炎等疾病。膀胱与肾相表里，膀胱出问题了，自然，肾的日子也就不好过。不仅如此，久坐少动还会"殃及池鱼"。

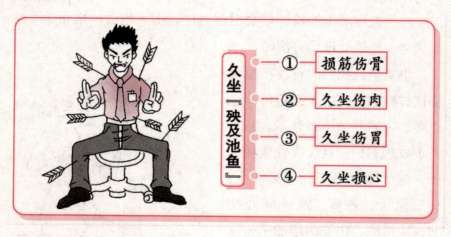

久坐『殃及池鱼』
① —— 损筋伤骨
② —— 久坐伤肉
③ —— 久坐伤胃
④ —— 久坐损心

1 损筋伤骨

久坐颈肩腰背持续固定姿势，椎间盘和间韧带长时间处于一种紧张僵持状态，会导致颈肩腰背僵硬酸痛，特别是坐姿不当（如脊柱持续向前弯曲），还易引发驼背和骨质增生。久坐还会使骨盆和骶髂关节长时间负重，影响腹部和下肢血液循环，从而诱发便秘、痔，出现下肢麻木，引发下肢静脉曲张等症。

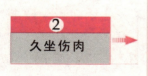

② 久坐伤肉

久坐不动，气血不畅，缺少运动会使肌肉松弛，弹性降低，出现下肢浮肿，倦怠乏力，重则会使肌肉僵硬，感到疼痛麻木，引发肌肉萎缩。

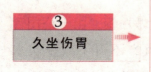

③ 久坐伤胃

久坐缺乏全身运动，会使胃肠蠕动减弱，消化液分泌减少，日久就会出现食欲不振、消化不良以及脘腹饱胀等症状。

④ 久坐损心

久坐不动血液循环减缓，日久则会使心脏功能衰退，尤其是患有动脉硬化等症的中老年人，久坐血液循环迟缓，最容易诱发心肌梗死和脑血栓等病症。

　　久坐的人该做什么样的锻炼呢？可以做一种时下比较流行的运动——手跑。"手跑"的形式多种多样，有"手蹬自行车""展翅飞行""抛球运动"等。有什么用呢？小动作大健康。用手做"蹬自行车"的姿势，不但能放松肩膀、背部，锻炼上肢力量，对于腿脚不灵便的人来说，更是一种不可多得的运动好方法。

　　"手蹬自行车"运动可以躺在床上或垫子上进行，仰卧，双臂向上伸直，模拟蹬自行车的动作，但要有意发力，每次坚持做1～2分钟。对于没有条件平躺的人来说，可以站着蹬，腰部、背部要用力；做"展翅"运动时，要站立，身子微微向前倾，双臂模拟鸟儿展翅扇动，节奏可快可慢，每次持续时间为1～2分钟；做"抛球"运动时，拿一个橡皮软球抛向空中，落下时稳稳接住，或将球用全力掷向墙壁，弹回时接住。

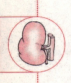
长时间憋尿的人，小心肾病缠身

今年 32 岁的王小姐在北京一家外资企业做白领，由于公司管理严格，压力大，王小姐每天为了节省时间，不得不减少饮水量，遇到内急时也是能忍则忍，以减少上卫生间的次数。但王小姐最近全身不适，头痛、乏力、食欲减退、恶心、呕吐、畏寒怕冷。起初以为是太累了，认为休息几天就没有事情了，但情况并没有想象中那么简单，症状越来越明显，腰部也开始酸痛，甚至出现了惊厥。于是到医院就诊，结果确诊为尿路感染。

为什么会这样？憋尿时膀胀中的尿液反复流回输尿管，会给肾造成压力。在正常情况下，由于输尿管与膀胱连接处的特殊生理结构，即使膀胱充盈胀满，也不会发生尿液反流。然而，当你刻意憋尿时，尿液可由膀胱

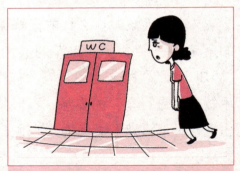

憋尿时膀胀中的尿液反复流回输尿管，会给肾造成压力。

拐向输尿管或肾，从而引起尿路感染。打个比方，我们家里的水管，当你打开水龙头时，水就会顺着水管流出来；当你把水龙头关上时，水就会在水管中待着，当水管中的水位到达一定程度时，水就会因为水管内的压力增大流到水厂中去，从而引起水厂的水位异常。当然在现实生活中是不会出现这种情况的，水厂的水不只提供给你一家使用，但是身体中的尿液却只能通过肾排

泄！遇到这种情况时，应当及时排净尿液，且排尿时不要过于用力，或采取分次排尿的方法。如有必要，应该同时配合抗生素治疗，这样不仅可以减轻反流，还可以使反流消失。当然，如果尿液反流非常严重，还应当进行手术治疗。

长时间憋尿不仅会导致尿路感染，尿路感染反复发作便会导致肾病，还可能发展为尿毒症。为了保护您的肾，劝您最好摒弃不良习惯，即使工作再忙，想排尿时就要及时排尿。其实当你憋着尿液忙工作时，你的心不只扑在工作上，还得分一点心思花在憋尿上，所以还不如尽快解决生理问题后，一心一意干工作，工作效率会更高！你或许要反驳不想去卫生间解决私人问题，只要不喝水就好了，那我劝你还是趁早放弃这种想法！临床常见的肾结石等，就与长时间不喝水密切相关。为什么呢？水管道长时间不用，就会生锈，肾也一样，长时间不用水冲一下就会结石。所以这里又涉及一个如何科学喝水的问题。人们喝水，一般常根据是不是口渴了而定，这是不合理的。因为口渴表示人体水分已失去平衡，人体细胞脱水已到一定程度，中枢神经已发出补充水分的信号。口渴后才喝水，就像泥土龟裂了才灌溉而不利于植物的生长一样，所以喝水应定时定量，每次最好饮用200毫升，每天8杯水。

记住，肾是我们身体的"先天之本"，要想身体好，首先就要把肾保养好，并定时保养它的机器零件，不让它的部件出问题。

纵性恣行的人，护肾益气"房劳有节"

中医学认为，房劳过度是肾虚的重要原因。《黄帝内经》说

"不知持满"，就是说本来应是精满才可以行房的，结果还不满就做了这样不节制的事，为了快乐随性兴起，结果"半百而衰也"，还没有活到 50 岁就衰老了。

曾有患者诉说称：我和相恋 6 年的女友一个月前刚刚完婚，对性生活"兴致勃勃"，每天晚上"辛苦劳作"，乐此不疲。可是，这几天突然发现自己时而力不从心，铩羽而归，而且白天也昏昏沉沉，腰酸背痛。难道我快要"不行"了吗?

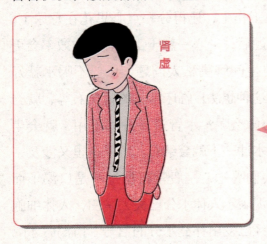

肾虚

如果不注意"度"的把握，长期沉醉于性生活或自慰过频，往往会出现精神不振、头晕目眩、失眠健忘、腰酸背痛等肾虚现象。

其实，这是很多人内心深处的比较纠结的一个问题。中医认为肾藏精。肾精化生出肾阴和肾阳，对五脏六腑起到滋养和温煦的作用。肾阴和肾阳在人体内相互依存、相互制约，维持人体的生理平衡。如果不注意"度"的把握，长期沉醉于性生活或自慰过频，往往会出现精神不振、头晕目眩、失眠健忘、腰酸背痛等肾虚现象。适度地安排你的"床上运动"时间与频率和注意滋肾强身就是解决问题的最好办法。

从季节上讲，经历寒冬后，春天万物复苏，应于时节的变化，此时人体的各项功能会在春天活跃起来，性腺也不例外。再加上春天天气暖和，人的活动能力也增强，性欲会特别旺

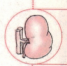

房劳过度易引起阳痿、早泄

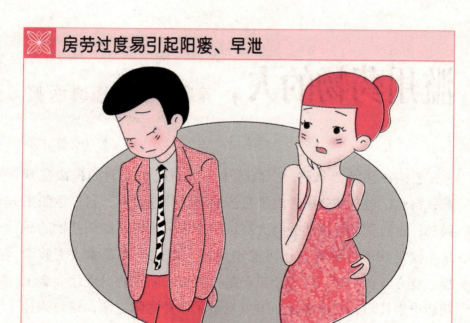

盛，而有的年轻人仗着身强力壮，任由自己的欲望泛滥，不加任何控制，容易导致中医所说的房劳过度，从而引起阳痿、早泄等。

那么，什么样的性生活是合理、科学的呢？一般而言，需要因人而异，与个人自身的年龄、体质、职业等都有关系。而据性学专家透露，保持性生理健康，除了保持性器官卫生、性心理卫生外，性生活的节律很重要。还可以通过计算性生活次数的公式得到"度"的把握。

具体公式为：用自己年龄的十位数乘以 9 所得的乘积的十位为相应时间，个位数为这段时间内应有的性交次数。例如，你今年 22 岁，就用 2×9＝18，即 10 天过 8 次为宜；如果你今年 56 岁，5×9＝45，即 40 天过 5 次为宜。此可为参考之用。

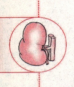

滥用药物的人，养肾护肾要谨遵医嘱

　　看病往往就要拿药，少数医生为了自己每个月的提成乱开药；自然，也有部分患者为了自己的病能快速好转，自作主张下猛药；还有就是听信那些夸大其词的广告去用药。滥用药物的后果不仅是病不能好转，还可能伤及肾，例如庆大霉素、丁胺卡那、复方新诺明等。再一个错误是：滥用壮阳药物。现代社会上药店里卖壮阳药的很多，而医生也多采取补肾阳之法，这对人体危害极大。病人不懂，很多医生也不知道壮阳药品的危害，壮阳之药品对人体来说如同对少油之灯，你硬要用火柴点火头，只解一时之快，待油尽，则性功能全无，望大家戒之。

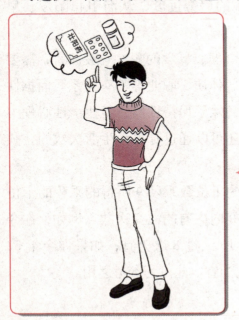

壮阳之药品对人体来说如同对少油之灯，你硬要用火柴点火头，只解一时之快，待油尽，则性功能全无，望大家戒之。

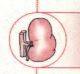

芬必得正常用量一天2次，一次1片，有个小伙子一天吃3次，一次2片，吃了两天后就急性肾衰。刚几岁的小女孩感冒打庆大霉素，因使用不当而丢掉性命。有个人在工厂上班因为过于劳累，再加上近日天气炎热，服用了大量"头孢"药物，深夜突然尿血、不省人事，送至医院后检查其血肌酐为1400微摩/升，诊断为尿毒症。用了点药就能发展为尿毒症？事实上，类似的案例不时会有报道。一项针对某大城市所做的抽样调查显示，40岁以上人群慢性肾病的患病率为8%～9%，令人震惊。

肾是人体主要的排泄器官，药物通过不同途径进入体内，许多药物以原型或其他代谢产物从肾排泄。药物随血流进入肾后容易造成肾损伤。当患有肾疾病或肾功能减退时，药物更易对肾造成毒性反应或诱发免疫反应加重肾损伤。日常都有一种观念，西药来得快，所以，动不动就用抗生素药、消炎镇痛药等，往往适得其反，惹得肾病缠身。当然，并非说西药不能用，主要是没有针对病情的滥用。不仅西药，未经正规医生指导使用中药偏方也一样会对肾有所伤害。

就日常生活来看，之所以很多人自认为吃了也没怎么的，实际上是肾"吃苦耐劳"的特点掩盖了实际情况而已，因为两枚肾大约由300万个肾单位组成，每一个肾单位都有独立的工作能力，各个肾单位靠机体和肾本身的反馈系统自觉地工作。平时参与正常工作的肾单位只约占机体的1/4（所以健康人可给别人移植一枚

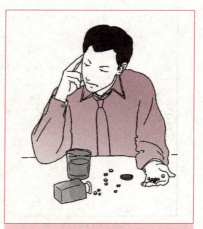

忌滥用药物。

肾），所以，有了轻微病变常不容易表现出来。尽管肾单位不少，但其另一个特点是不能再生，损坏一个少一个，一旦失去代偿能力，就会表现出肾衰竭的症状。

怎么办？针对用药而言，万变不离其宗，千万别自作主张滥用药。日常生活中，患者尽可能不要自行购买、随意使用药物，更不能机械地依据药品说明书行事，对老年人或原有肾损害、肾功能不好者应减少用量或延长使用间隔时间。

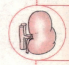
养生保健，预防比治疗更重要。而早防治的前提是早知道。日常生活中，通过面色五官、腰脊、二阴、二便等的变化，通过掌握这些来自身体自身的"预警信号"，就能将肾之大病化小，小病化了，最终远离肾病。

望目神，两眼呆滞动作迟缓多肾虚

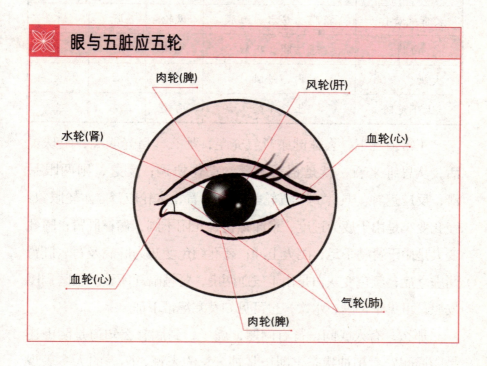

眼与五脏应五轮

肉轮(脾)　风轮(肝)

水轮(肾)　血轮(心)

血轮(心)　气轮(肺)

肉轮(脾)

日常生活中，身体健康出了问题，人们喜欢说"看病""看医生"。而中医四诊望、闻、问、切中"望"排在了首位。就其望诊而言，主要包括望面容、体态、肤色、舌象等多个内容，而往往以方便快捷的望舌为中心。但人们却常常忽视了对眼的望诊。

"五轮学说"是临床望眼辨证的一种指导学说。即将眼局部由外至内分为眼睑、两眦、白睛、黑睛和瞳神五个部分，分属于脾、心、肺、肝、肾五脏，分别命名为肉轮（睑结膜/巩膜）、血轮（两眦）、气轮（巩膜/球结膜）、风轮（虹膜）、水轮（瞳孔）。这些变化，有效地指导着临床。

中医解剖名称	西医解剖名称	轮名	脏属	五行属
瞳仁（瞳子）	瞳孔	水轮	肾	水
黑睛（黄仁）	角膜、房水、虹膜	风轮	肝	木
白睛	球结膜、巩膜	气轮	肺	金
大眦、小眦	内、外眦	血轮	心	火
上下泡睑	上、下睑	肉轮	脾	土

正常情况下，人体健康肾气充足，那么，目光明亮，眼珠灵活，从思维来看，就是语言利落，动作协调；反之，则两眼呆滞，反应迟钝。具体到"五轮学说"来看，水轮应肾。水轮眼象：瞳孔变小是由于疲劳过度、精津俱伤、元阳不固，病在肝肾；瞳孔变大是由于肾精不足、阴火上冲；瞳孔颜色变蓝为肝病及肾、肝肾两虚之症；颜色变灰白是由于气血两虚，肾精暗耗所致。眼眶周围发黑，可见于肾虚、水饮，也可见妇女寒湿带下证。

那么，有人或问，肾有问题，虚了，到底怎么知道是阴虚还是阳虚呢？看精神状态，即望其神。总的来说，阴虚的人多表现

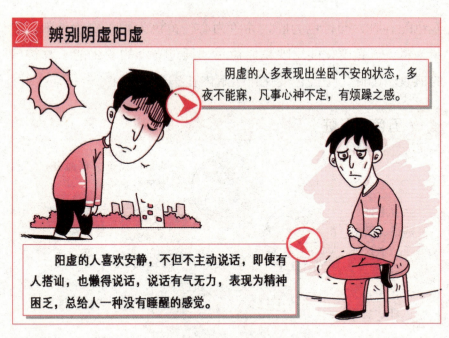

辨别阴虚阳虚

阴虚的人多表现出坐卧不安的状态，多夜不能寐，凡事心神不定，有烦躁之感。

阳虚的人喜欢安静，不但不主动说话，即使有人搭讪，也懒得说话，说话有气无力，表现为精神困乏，总给人一种没有睡醒的感觉。

出坐卧不安的状态，多夜不能寐，凡事心神不定，有烦躁之感；而阳虚的人则相反，喜欢安静，不但不主动说话，即使有人搭讪，也懒得说话，说话有气无力，表现为精神困乏，总给人一种没有睡醒的感觉。

望面色，青、黑、红当心久病伤肾

以面部颜色和光泽变化为主要观察对象的望诊方法。颜色在中医学分为青、赤、黄、白、黑五色，其变化以面部表现最明显，因此望面色又称为面部的五色诊。

面部的色泽是脏腑气血的外部表现。五脏六腑气血通过经脉上荣于面，而表现为各种色泽变化。根据五行学说和脏象理论，五色配五脏，即青色为肝，赤色为心，黄色为脾，白色为肺，黑色为肾。五色变化能反映精血盈亏，通过光泽的变化能了解神气的盛衰。因此，望面色变化可了解内在病变。

五色应五脏

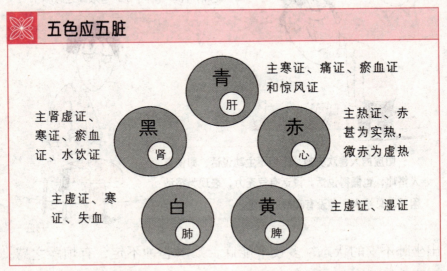

青（肝）　主寒证、痛证、瘀血证和惊风证

黑（肾）　主肾虚证、寒证、瘀血证、水饮证

赤（心）　主热证、赤甚为实热，微赤为虚热

白（肺）　主虚证、寒证、失血

黄（脾）　主虚证、湿证

　　面部与脏腑相关部位。面部的各部位分属五脏六腑。根据《内经》记载，临床上有两种配布法：《灵枢·五色篇》配布法。面部和脏腑相应的位置是：庭为面首，阙上为咽喉，阙中（印堂）为肺，阙下（下极、山根）为心，下极之下（年寿）为肝，年寿左右两侧为胆，年寿之下（准头）为脾，准头两侧（方上）为胃，明堂（鼻端）以上为小肠，鼻端以下为膀胱、胞宫，哪里是肾呢？颧下属大肠，大肠外侧为肾。

　　如何看面色呢？一般而言，黑色为肾色，主肾虚、寒证、痛证、水饮、瘀血，以肾病为主。由于肾阳虚亏，水饮不化，阴寒内盛，血不温养，经脉拘急，气血不畅，所以面色黧黑。颧与颜黑为肾病，面黑而干焦，属肾精久耗、虚火伤阴；面黑而暗淡，为肾阳不振、阴寒内盛所致；凡黑而暗淡者，不论病之新久，总属阳气不振。

人体全息的缩影——面部

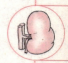

阙上:咽喉区
　　天庭直下,眉心区域之上的这一块范围,称之为"阙上",是人体咽喉的反应区,这一区域如果出现病色,则反映咽喉区域器官组织的疾病。

天庭:头面区
　　天庭是人体头部和面部器官组织的反应区,这一区域如果出现病色,说明头部或面部出现了病变。

山根:心区
　　从阙中直下,是鼻的根部,称为"山根",是心的外部显象区。当此处出现病色时,反映出心的内部病变。

阙中:肺区
　　两眉之间的这一区域,称之为"阙中",是肺的外部表现区。如果这一区域出现病色,则说明肺的病变。

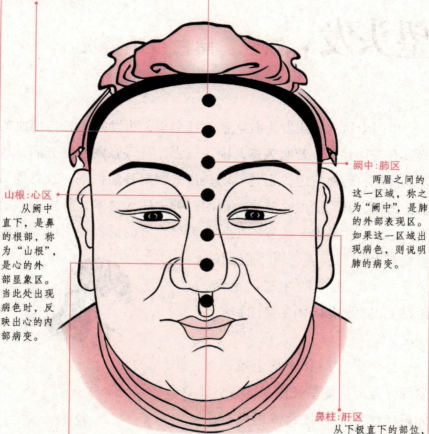

鼻柱:肝区
　　从下极直下的部位,称为"鼻柱",对应内脏是肝,宜平而直,不宜起节、偏斜、歪曲。

明堂:脾区
　　年寿的下方,称为"面王"和"明堂",处于整个面部的中央,它的五行属性为土,对应于内脏则是脾。

人中:膀胱、子处区
　　准头中线之下是"人中",对应于膀胱和繁衍后代的生殖器区。子处,指男女内外生殖器。

与之不同的是，若肾阴虚亏，水不济火，心火上炎，则两颧潮红、面色娇嫩，伴盗汗、心烦、手足心热等症。至久病重病患者面色苍白，却时而泛红如妆，嫩红带白，游移不定，多由虚阳上越所致，是真寒假热的危重征象。

望头发，浓密、黑白反映肾况

中医学认为，头发为血之余、肾之华，头发的生长与精血的盛衰有密切关系。若血气盛，则肾气强，肾气强则骨髓充满，故发润而黑；若血气虚，则肾气弱，肾气弱则骨髓枯竭，故发变白也。另外，肝为藏血之脏，主疏泄；脾为后天之本，脾胃为气血生化之源，主统血。头发的生长，需要血液的濡养，所以头发的生长与肾、肝、脾、胃等脏腑的关系密切，头发的生长、色泽、荣枯可以反映体内脏腑的功能状况。

打个比方：身体是土壤，头发就好像是从地里长出来的庄稼，如果庄稼绿油油，大体可以得出土地肥沃的结论。与之相应，如果头发浓密、黑亮，那么，可以基本肯定身体健康，肾气充足。

头发黑而润泽，是人体肾气充盈的表现；如果头发颜色枯黄，

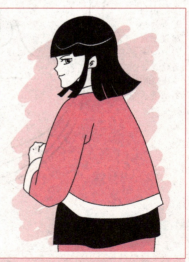

头发浓密、黑亮，那么，可以基本肯定身体健康，肾气充足。

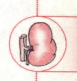

形似柴草的，多为肾气不足，精血亏损或久病失养系气竭液涸。如果青少年白发而兼见肾虚症状的，是肾气亏乏的病态；若伴有心虚症状的，为劳心耗伤阴血所致；短期内头发大量变白，烦躁易怒，面红口苦的为肝郁化热，头发失荣；如果幼儿出生时即有白发的，可见于白化病、斑白病及某些遗传性综合征；如果出生时或出生后不久，头发间断变白，黑白交替，称为环状发，系先天禀赋不足所致。

需要说明的是，中老年人头发斑白或全部白发，虽是肾亏血衰的表现，但仍属生理上的正常衰老现象，不属于病态；青少年头发白，或老年人头发黑，属于先天禀赋不同所致，也不作疾病论。由此可见，头发不仅能保护头皮，装饰头部，还能反映人的健康状况，通过观察头发的细微变化可以察知疾病。

望耳朵，形态、颜色反映肾气虚实

通过对耳的观察，可以推测机体的健康状况，更能看出人体内脏的健康，对耳朵的观察主要从颜色、光泽、形态变化、定位诊断几个方面进行。自己对着镜子看看吧，耳朵能反映你得的是什么疾病！

就耳部整体而言，正常人的耳红润而有光泽，这是先天肾精充足的表现，如果耳轮干枯焦黑，多属肾精亏虚，精不上荣，为病重，可见于温病晚期耗伤肾阴及下消等病人。如果耳廓厚大，是肾气充足的表现。耳廓瘦小而薄，是先天亏损，肾气不足；耳廓肿大，是邪气充盛之象。耳轮干枯萎缩，多为肾精耗竭，属病危；耳轮皮肤甲错，可见于血瘀日久的病人。

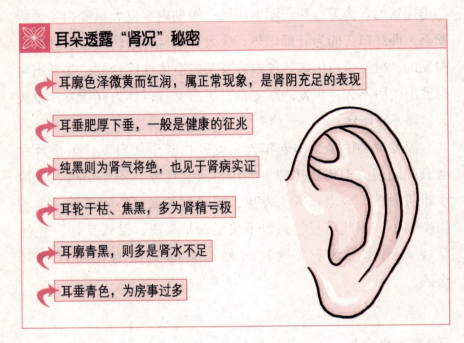

✽ 耳朵透露"肾况"秘密

➥ 耳廓色泽微黄而红润，属正常现象，是肾阴充足的表现

➥ 耳垂肥厚下垂，一般是健康的征兆

➥ 纯黑则为肾气将绝，也见于肾病实证

➥ 耳轮干枯、焦黑，多为肾精亏极

➥ 耳廓青黑，则多是肾水不足

➥ 耳垂青色，为房事过多

日常生活中，不少人会有耳鸣的感觉。曾有患者说，为了这次的会展，已经和同事忙了一个多月。虽然招商项目进展顺利，但是我的身体却出现问题，工作中经常出现头晕、耳鸣等现象，那种眼内有蚊子黑点乱飞、天旋地转、恶心呕吐的滋味，让人怎么也不能因为圆满的会展而高兴，有时甚至会突然晕倒。造成头晕耳鸣的原因多与肝肾相关。中医上讲"肾藏精生髓，髓聚而为脑"，所以肾虚可致使髓海不足，脑失所养，出现头晕、耳鸣。治疗时应补益肾气，精足则髓满，头晕耳鸣也就自然得以消除。

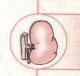

望牙齿，直接关系到肾的好坏

中医认为，肾主骨生髓，齿为骨之余，龈护于齿，所以，望牙齿与牙龈主要可以诊察肾、胃的病变，以及津液的盈亏。俗话说，牙好胃口好，吃饭就香，身体倍儿棒。事实上，牙齿好，不仅是吃饭的问题，还跟肾有非常密切的关系。

正常人牙齿洁白润泽而坚固，是肾气充足、津液未伤的表现。如果一个人牙齿发育不好，通常肾也不好。若牙齿干燥，为胃阴已伤；牙齿光燥如石，为阳明热甚，津液大伤；牙齿燥如枯骨，多为肾阴枯竭、精不上荣所致，可见于温热病的晚期，属病重。牙齿枯黄脱落，见于久病者多为骨绝，属病重。齿焦有垢，为胃、肾热盛，但气液未竭；齿焦无垢，为胃、肾热甚，气液已竭；龈肉萎缩，牙根暴露，牙齿松动，称为牙宣，多属肾虚或胃阴不足，虚火燔灼，龈肉失养所致。

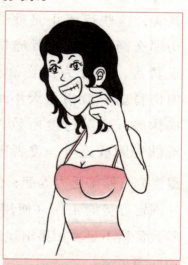

正常人牙齿洁白润泽而坚固，是肾气充足、津液未伤的表现。

成年人牙齿稀疏、齿根外露或伴有牙龈淡白出血、齿黄枯落、龈肉萎缩等问题，多为肾气亏乏，同时要警惕有无肾方面的疾病。如小孩儿牙齿久落不长，也可能是肾气亏所致，可在医生的指导下应用六味地黄丸等。

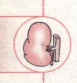

望腰脊，弓腰驼背多是肾精亏损惹得祸

近来，有部分患者反映，最近腰背部总是酸楚不适，在和同事打篮球或者和客户打高尔夫球时，稍加用力便会疼痛。其实，这些远不止是疲劳、扭伤那么简单。腰酸背痛根本在于肾虚，可分为内伤和劳损。内伤肾虚一般指先天不足、久病体虚或疲劳过度所致。轻者难以弯腰或直立，重者出现足

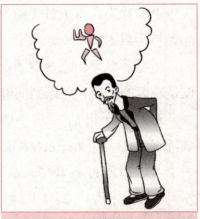

如果出现经常性的腰痛，那就该考虑是不是肾的问题了。

跟疼痛、腰部乏力等症；劳损指体力负担过重，或长期从事同一固定姿势的工作（使用电脑、开车等），久之会损伤肾气，导致肾精不足。如果出现经常性的腰痛，那就该考虑是不是肾的问题了。

背为胸中之府，亦为心肺之所居，与肝胆相关；腰为肾之府，是身体运动的枢纽。故望腰背部的异常表现，可以诊察有关脏腑经络的病变。望腰背时应注意观察脊柱及腰背部有无形态异常及活动受限。如果脊柱后突，即脊骨过度后弯，致使前胸塌陷，背部凸起，就是俗称的驼背，多由肾气亏虚、发育异常，或脊椎疾患所致，亦可见于老年人。若久病病人后背弯曲，两肩下垂，称为"背曲肩随"，为脏腑精气虚衰之象。

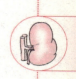

　　如果脊柱侧弯，即脊柱偏离正中线向左或右歪曲，多见于坐姿不良、发育不良患儿，也可见于先天不足、肾精亏损的病人。

　　如果以上问题经过休息也解决不了，那就要考虑通过补肾的方式解决，如服用金匮肾气丸、大补阴丸。

望二阴，阴囊松弛多是肾气不足

　　前阴，人体部位名，又称下阴，指男、女外生殖器（精窍）及尿道（溺窍）外口的总称。《素问·厥论》："前阴者，宗筋之所聚，太阴阳明之所合也。"前阴有精窍，与溺窍相附，而各不同。溺窍内通膀胱，精窍则内通胞室，女子受胎，男子藏精之所，为肾之所司。阴户通于胞宫并与冲任二脉密切相关，肝经绕阴器，尿液的贮存和排泄虽属于膀胱的功能，但须依赖肾的气化才能完成。因此，尿频、遗尿、尿失禁以及尿少或尿闭，均与肾的气化功能有关。

　　后阴，人体部位名。又称肛门，为排泄大便的器官。肾主封藏，为胃之关自然包括前阴和后阴。后阴是排泄粪便的通道。粪便的排泄本是大肠的传导功能，但脏象学说常常把大肠的功能统归于脾的运化功能范畴。脾之运化有赖肾的温煦和滋润，所以大便的排泄与

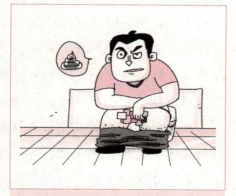

肾的阴阳失调可出现泄泻、便秘等大便异常。

肾的功能有关。肾的阴阳失调可出现泄泻、便秘等大便异常。总之，饮食之受纳在于胃，便溺之排泄关乎肾。故张景岳说："肾为胃关，开窍于二阴，所以二便之开闭，皆肾脏之所主。"（《景岳全书·泄泻》）

如果阳痿不举，或者举而不坚，多是肾阳不足造成的；如果阳强亢奋，多是肾阴虚造成的；而有些女性子宫脱垂，阴户突出，则多是肾虚冷所致。作为家长，还需要不时关注小男孩的阴囊，如果阴囊松弛不收，或者下坠，且颜色淡白，说明肾气不足，如果孩子小，多半是先天不足所致。

望二便，阴虚阳虚大便小便各不同

小便即人尿，也叫轮回酒、还元汤。合理取用人尿可以做药用，一般取健康人的小便，去头尾，用中间一段。一般以10岁以下儿童的小便为佳，名为"童便"。可用作补虚药、补阴药。正常的小便色淡黄，清净而不浑浊。冬天汗少尿多，其色较清；夏日汗多尿少，其色较黄。正常成人尿量每24小时为1000～2000毫升。了解这些之后，就能大体知晓异常情况下的病变了。

从形状上看，小便澄清，属寒，肾阳微或气虚，如果小便带血，则热结膀胱，房劳伤肾；从颜色上看，小便黄、淡黄，热轻或肾经虚热，平人为无病；如果小便成酱色，肾病；伴有水肿为水气病；从尿量上看，尿多，夜尿过于频繁，为肾虚，多见于消渴病。

大便，指未被吸收的残渣部分，消化道则通过大肠，从肛门

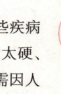

以大便形式排出体外。观察大便的形状，也能及时了解一些疾病信息。正常的大便应为圆柱形，较软，异常的形状包括：太硬、糊状甚至黏液或水状。间隔应是每天1次，或隔天1次，需因人而异。一般来说2～3天大便1次，或每天排2～3次大便，大便柔软成形，都属正常范围。

日常因为饮食习惯等问题，往往会有便秘的现象。虽然大便秘结属于大肠的传导功能失常，但其根源是因肾虚所致，因为肾开窍于二阴，主二便，大便的传导须通过肾气的激发和滋养才能正常发挥作用。治疗便秘应从滋养肾虚入手，吃一些补肾助阳、益精血、润肠通便等作用的保健品或者中药，如火麻仁、何首乌。

望月经、带下，阴虚阳虚"眼见为实"

肾与月经、带下有什么关系？从中医学来看，肾为天癸之源。天癸至，则月事以时下；天癸竭，则月经断绝。随着肾气的充盛，每月天癸必至，呈现消长盈亏的月节律，经调而子嗣；其后又随肾气的虚衰，天癸亦渐竭，经断无子。故肾为天癸之源。又肾为冲任之本。冲脉为血海，广聚脏腑之血，使子宫盈满；任脉为阴脉之海，使所司之精、血、津液充沛。任通冲盛，月事以时下，若任虚冲衰则经断无子，故冲任二脉直接关系月经的潮止。然而冲任的通盛以肾气盛为前提，所以，冲任之本在肾。

所以，对女性来说，判断自己是否肾虚，可以多留意自己的

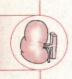

月经、带下。阴虚、阳虚表现各不相同，治疗方式也有所区别。

肾阳虚，气化失司，水液代谢失常，聚湿成痰，痰浊阻滞冲任、胞宫，可致闭经等；肾阳虚，血失温运而迟滞成瘀，血瘀阻碍生机加重肾虚，致肾虚血瘀，导致子宫内膜异位症、多囊卵巢综合征等更为复杂的疾病。此时宜温补肾阳，补益

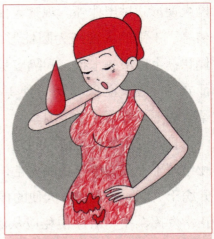

肾阳虚，可致闭经；肾阴虚，可致痛经。

命门之火，所谓"益火之源，以消阴翳"。常用药如附子、肉桂、巴戟天、肉苁蓉、淫羊藿、仙茅、补骨脂、菟丝子、鹿角霜、益智仁、蛇床子等。代表方如右归饮、右归丸等。须注意其性味热者不可过用，因"妇人之生，有余于气，不足于血"。

肾阴虚精血不足，冲任血虚，血海不能按时由满而溢，可致月经后期、月经过少、闭经等；肾阴虚，冲任、胞宫胞脉失养，可致痛经等；若阴虚生内热，热伏冲任，迫血妄行，发为崩漏，月经间期出血等。此时宜滋肾益阴，常用地黄、枸杞子、女贞子、旱莲草、菟丝子等。方如左归丸、六味地黄丸等。

自查肾况，一看便知分晓的测试

人体生长发育，肾起着最直接的决定作用。肾是生命的火种，

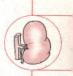

是生命的发动机。一个人从生下来到他的童年、少年、青年、壮年，直到老年，实际上就是一个肾中精气盛衰的过程。人从幼年时期，直到青年时期，肾的精气一直处于上升时期，过了青年时期，从中年、壮年逐渐到老年，肾的精气开始逐步削弱下来，这样就可以把它画成一个正弦曲线的样子。从这里我们可以知道人在青年时期，肾精气达到最高峰，人也是最有活力、最有精神的时期，所以人在青年的时期感冒了不吃药，扛一扛就过去了。

肾在身体的五脏之中，被认为是人体的储蓄机构，我们身体里所有其他脏器产生的能量，在满足日常消耗后，都会把多余的能量转存到肾中，将来身体里的其他器官缺少足够的能量时，通常会从肾中抽调。如果光抽不存，长此以往，肾中的能量便处于一种匮乏状态，疾病自然会来找你。我们常说的"未老先衰"就是指一个人肾中的精气早衰了，那么"延年益寿"就要使人的精气更加旺盛才能达到。

自古以来，长寿的秘诀也好、秘方也好，基本上都是从肾这个角度出发的，换句话讲，"肾是长寿的基础"，这就充分体现出肾与人体生长发育的密切关系。常言道，"预防胜过治疗"，最好的医生治未病，况且中医一直提倡的就是"治未病"，在第一时间清楚自己肾的情况也是非常重要的。下面有个测试，你一看便知分晓。

女性"肾"况自测：
1. 手脚心有发热的现象
2. 是无性婚姻族中一员
3. 面色灰暗
4. 经常感觉到腰部酸

| 5. 经常感觉到白带较少，甚至在性交时会发生干涩难以入内的现象 |
| 6. 经常感觉到月经量少或行经天数短 |
| 7. 下颌部位经常有此起彼伏的痤疮发生 |
| 8. 脱发或是头发干枯开叉 |
| 9. 较以往感觉到明显的恐惧 |
| 10. 曾经做过2次以上的流产 |
| 11. 经常有夜间盗汗的现象发生 |
| 12. 经常感觉到下眼睑部发黑晦黯 |

男性"肾"况自测：
1. 明显感觉到记忆力减退
2. 经常晨起时腹泻
3. 经常尿频
4. 经常梦到性事，甚至遗精
5. 经常感觉到生殖器难以举起或是被动地因缩小而滑出阴道
6. 经常觉得异常疲劳，正常的休息已经不能完全缓解
7. 经常感觉到腰部和膝部酸软或是冷痛
8. 经常觉得眼睛干涩甚至疼痛
9. 经常感觉到头的两侧疼痛
10. 经常感觉到头脑发空
11. 经常感觉到耳鸣
12. 经常感觉到烦躁

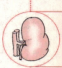

　　每项符合者为 5 分，那么当你的积分如果为 5 分时，则表示肾的健康程度已经出现了问题；如果你的积分在 10～15 分时，表示肾的健康出现了较重的问题，必须引起足够的重视，适时给予纠正；如果你的积分达到 20 分甚至以上时，表示你的肾已经出现了严重的问题，必须立即采取措施迅速改善这种严重的不和谐状态。

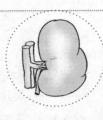

第
二
章

饮食与养肾，食物修复先天之本

如果肾虚了，吃什么食物最养肾呢？享受不尽的中华美食，对补肾而言，又该做何选择呢？中医学认为『黑入肾』，那么，哪些才是补肾养肾的『能手』呢？对此，这里为你推荐5种黑色食物以及12种餐桌上的『常客』。鱼肉荤素，只要对症而食，总能找到你的护肾美食。

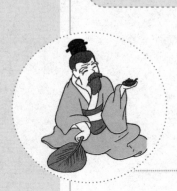

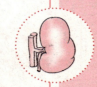

气血虚弱的人，不能很好地滋养充补身体，易造成身体虚弱，那么气血充足的人，身体就很好吗？我想不是的。黄河的水量很大，但是它携带了大量的泥沙，在下游形成了地上河，给下游百姓的生活造成了危害，如果我们身体的气血太充沛，气血的黏稠度就会增加，会形成"地上河"，这个地上河十分可怕，它会淤积在我们身体的血管中，最终导致气血不畅。虚我们可以补，不畅怎么办？不同的体质，各有各的调养方法，我们要因"体质"而异。

气虚体质，补虚损、益正气的食养方

需要补气的人要怎么做呢？气属阳，气虚者由于气不足，在阳气充足的春夏感到十分的舒服，但是在阳气不足的秋冬则比较难熬，也很容易生病。所以气虚者在秋冬季节要适当地添加衣物，注意防寒保暖，保护阳气。气虚者还可以从饮食上进行调节，多吃以下食物。

山药：味甘、性平，归脾、肺、肾经。作用：补气健脾，养阴益肺，补肾固精。宜于脾气虚弱、食少便溏、慢性泻泄，湿盛和气滞胀满者忌食。

栗子：味甘、性温，归脾、胃、肾经。作用：补脾健胃，补肾强筋，活血止血。宜于脾虚食少、反胃、泻泄，气滞腹胀者忌食。

鸡肉：味甘、性温，归脾、胃经。作用：补中益气，补精添髓。宜于脾胃虚弱、疲乏、纳食不香、慢性泻泄，实证、热证、疮疡和痘疹后忌食。

马铃薯：味甘、性平。作用：补气、健脾。宜于脾虚体弱、食欲不振、消化不良，发芽的马铃薯芽与皮有毒，忌食。

红薯：味甘、性平，归脾、胃经。作用：补脾胃、益气力、宽肠胃。宜于脾胃虚弱、形瘦乏力、纳少泻泄。多食易引起反酸胃灼痛、胃肠道胀气。

大枣：味甘、性温，归脾、胃经。作用：补益脾胃，养血安神。宜于脾胃虚弱、食少便稀、疲乏无力，气滞、湿热和便秘者忌食。

香菇：味甘、性平。作用：益胃气，托痘疹。宜于脾胃虚弱、食欲不振、倦怠乏力，属于发物，麻疹和皮肤病、过敏性疾病忌食。

下面介绍几款食疗方剂。

玉竹兔肉汤

将 30 克玉竹、30 克北沙参和 30 克百合洗净，浸泡 1 小时；100 克马蹄去皮并洗净；600 克兔肉切块、洗净、汆水；将 2000 毫升清水倒入瓦煲内，煮沸后加入以上用料，武火煲开后，改文火煲 3 小时，加适量盐调味即可。中医认为，兔肉气味辛、平，有补中益气、健脾养胃、解热止渴之功效。现代医学研究认为，兔肉是高蛋白、低脂肪、低胆固醇的食品，还富含卵磷脂，而结缔组织少，肉质细嫩易于消化。所以，心血管病、肝脏病、糖尿

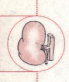
病患者以及其他新陈代谢有障碍的人常吃兔肉，既可满足营养需求，又可祛病健身。

归参炖鸡

乌骨鸡一只 1500 克，当归 25 克，姜块 20 克，葱头 25 克，醪糟汁 100 克，党参 40 克，精盐 4 克。将鸡宰杀后，去毛杂、脚爪，入清水浸泡 30 分钟后，入开水中余去血腥味。当归、党参用温水洗净，切成薄片。姜、葱洗净。党参、当归装入鸡腹内。放入砂锅中，加清水 2500 毫升。砂锅置旺火上烧开，撇去血沫，改用小火慢炖，调入姜、葱、醪糟汁炖至熟透，拣去姜、葱，加入精盐、味精，调好味即成。益气补血。适用于久病体衰、气血不足者。

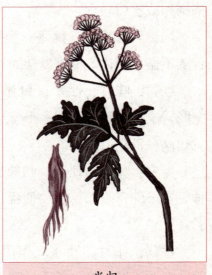

当归

清炖童子鸡

童子鸡 1 只，黄酒、生姜、食盐、葱白各适量。将鸡宰杀，去除内脏和鸡毛，洗净切块，在汽锅内放入鸡块，并放葱、姜、黄酒、食盐等作料，不加水，利用汽锅生成的蒸馏水，制得"鸡露"。饮露食肉。本方益气、补精、肥健，凡体弱、产后、病后、老年消瘦者均可酌情选用。

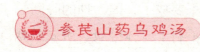

参芪山药乌鸡汤

人参10克，黄芪30克，山药50克，乌鸡1只，生姜1块。选择乌鸡的时候可以掰开鸡嘴看一下舌头，如果舌头是黑的，那么这只鸡的肉和骨头就会都是黑的，这种乌鸡的药用价值会更高。首先把人参、黄芪、山药都倒入清水中清洗，清洗干净之后全部塞进乌鸡的肚子里，然后把乌鸡放进砂锅，把生姜也放进去，加入适量的盐，再加入清水，记住清水的量要淹过乌鸡，盖上盖。另烧一铁锅水，水开之后，把砂锅放进大铁锅里隔水蒸，大火蒸3～4小时，3～4小时之后这道参芪山药乌鸡汤就可以食用了。本品具有补虚损、益正气的功效。

阳盛体质，清热防暑的食养方

阳盛者体内阳气比较旺盛，多耐寒冷的秋冬而不耐阳气比较旺盛的夏天，所以夏天应该避免过度的日晒，以防止阳气上升而导致旺上加旺，也需要注意防暑降温，防止伤津液，因为津液蒸发会导致阳气更加旺盛。阳盛者要注意少吃温燥辛辣的食物，以免助阳生热。阳盛的人最好戒烟，《本草汇言》内云："味苦辛、气热、有毒。"长期吸食易导致燥热内生，加重阳盛，继而出现口干咽燥等表现。但是说到戒烟，这里想多说两句，老中医李可曾经在谈这个问题的时候说道："我抽烟20多年，体检发现某个地方有毛病，便接受医生的建议，把烟戒了，戒掉以后身体出现了很多严重的问题，所以后来就不戒了。"他建议40岁之前没有

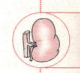

抽烟的就不要抽了，烟龄时间长的就不要戒了，因为抽的时间长了，烟和身体合二为一了，戒了反而不利于身体健康。所以戒烟这个问题还是因人而异比较好。

阳盛之体质，阳气易亢，容易兴奋，所以性格多外向、活泼、好动、性情急躁、易怒、心烦，然而五志过极，容易上火，反而加重阳盛体质的偏颇，所以这种体质的人最好保持宁静的心情，保证充足的睡眠时间，以藏阴养阴气，可以尝试佛家打坐，以宁心安神。这样的人可以多吃一些以清热为主要功效的食物，比如：小麦、赤小豆、绿豆、冬瓜、黄瓜、苦瓜、藕、金针菜、马齿苋、番茄、梨、甘蔗、无花果、西瓜等。下面介绍几款食疗方剂。

五汁饮

梨汁，荸荠汁，藕汁（或用甘蔗汁），麦冬汁，鲜苇根汁（临时斟酌多少量）。将五汁和匀。凉饮，不拘时，如不喜凉者，可炖后温饮之。五种汁都是甘寒清凉养阴之品，故具有清热生津、除烦止渴作用。对温热病高热虽退，而余热未

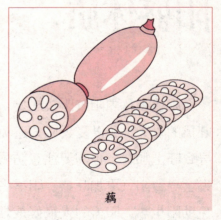

藕

尽、津液大伤的病人，饮用颇益，唯对高热未退、津虽伤而热邪尚重者，或由于水饮停蓄、气不化水而引起的口渴症则不宜饮用。

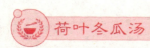

荷叶冬瓜汤

荷叶 1 张，鲜冬瓜 500 克，盐少许。将荷叶洗净，撕成碎片；冬瓜洗净，去蒂把，切成片。将荷叶片、冬瓜片一起放入锅中，加清水适量共煮成汤，烧沸后拣去荷叶，加盐调味即成。清鲜，素淡，可喝汤吃瓜。每日吃 2 次，每次半剂，连食 2 周即成。此汤清热解暑。

气郁体质，理气健脾的食养方

气郁，顾名思义，气纠结在一起不能流通。所以这样的人多喜欢春夏，而讨厌秋冬，因为春夏人体的阳气升发，气机通畅，秋冬气机内敛，易加重气郁，正因为如此，秋冬时节应适当运动，穿宽松的服装，适当增加户外运动和社交活动，以放松身心，保持心情舒畅、和畅气血、减少郁闷的情绪，使得气机舒展。气不和则心不平，气郁者多性格内向、敏感多疑、精神紧张，所以常常心情忧郁，喜欢叹气，容易产生孤独感，人际交往比较困难。男人心目中的大众情人——林妹妹就属于这种体质。如果放任其发展以后可能更改为阳盛或者阴虚体质。所以建议这类体质的人主动参加社交活动，在处世上应随和，学习与人交往，以赢得大家的认同；在情志上应培养乐观的情绪，多给自己找找乐子，让自己沉浸在欢乐的情绪中，学会疏理不良情绪，遇到自己想不开的事情，与知心的人多做交流。在食物的选择上不妨多吃一些具有理气作用的食物，比如：洋葱、橘、茴香等。下

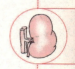

面来介绍几款食疗方剂。

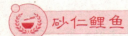

砂仁鲤鱼

鲫鱼1条，砂仁25克，姜丝、葱丝适量，盐1/4茶匙，生粉1/2汤匙，酒2茶匙，油1茶匙，砂仁洗净、舂碎。鲫鱼杀完洗净，调料涂匀鱼身；砂仁放入鱼身，隔水蒸12分钟；热油爆香姜丝、葱丝，淋在鱼身上，即可食。本品具有补脾健胃、行气利水的作用。

陈皮鸭

鸭1500克，黄芪30克，陈皮10克，猪肉（瘦）100克，盐8克，料酒15毫升，酱油10毫升，姜10克，大葱15克，菜籽油25克。将老鸭宰杀后，去毛和内脏，洗净；在鸭皮上抹一层酱油，下八成热油锅炸至皮色金黄捞出；用温水洗去油

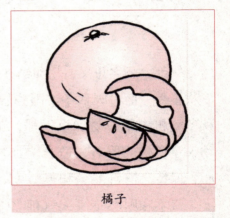

橘子

腻，盛入砂锅内（锅底垫上瓦碟），加水适量；将猪瘦肉切块，下沸水汆一下捞出，洗净血污；猪肉块放入已装鸭子的砂锅中；加入黄芪、陈皮、味精、食盐、料酒、酱油、姜片、葱段；再将砂锅放于炉上，用文火焖到老鸭熟时取出，滗出原汁，滤净待用；将鸭子剔去大骨，切成长5厘米、宽15厘米条块；放入大汤碗内摆好，倾入原汤即成。本品具有理气健脾、燥湿化痰的功效。

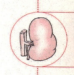

血瘀体质，理气活血的食养方

这种体质的人多耐春夏而不耐秋冬，因为秋冬阳气内敛，血行减慢，兼之寒性收引，更碍血行，当秋冬季节应适当暖衣温食以养护阳气；夏季虽热，亦不可恣意贪凉饮冷，少在阴冷潮湿环境下长期工作生活，以免加重血瘀。此种类型的人在性格上除有与气郁者一样的性格之外，还容易心烦、急躁，因此建议这样类型的人最好主动参加有益的社会活动，在处世上应随和，不苛求他人，学会主动沟通，学会与人交往，提高工作、学习上的热情，培养广泛的兴趣爱好、乐观欢乐的心情。饮食上最好选择韭菜、山楂、蟹、鳝鱼、桂皮、赤砂糖等。下面来介绍几款食谱。

桃仁粥

桃仁 10～15 克，粳米 50～100 克。先将桃仁捣烂如泥，加水研汁去渣，同粳米煮为稀粥。每日 1 次，5～7 天为 1 个疗程。活血通经，祛痰止痛。适用于血瘀体质患者调治之用。

红花当归酒

当归 30 克，红花 20 克，丹参 15 克，月季花 15 克，米酒1500 毫升。将上述 4 味药材研成细末，装入白纱布袋内；放进干净的器皿中，倒入米酒浸泡，封口；7 日后开启，去掉药袋，澄

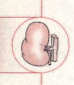
清后即可饮用。具有理气活血、调经养血的功效。

痰湿体质，利水祛湿的食养方

痰湿就是体内的津液输布与排泄障碍而形成的停滞状态，其中的"痰"在中医中分为有形与无形两种，有形之痰就是我们咯吐而出的痰，所以痰湿体质平时的痰比较多；而无形之痰一般指的是用化痰药治疗有效的病证，但又未见有形之痰者，也可称之为痰。古代医书《丹溪心法》中就说："脾胃受湿，沉困无力，怠惰嗜卧。"说的就是人的脾胃如果被湿困住了，那就会出现浑身发沉无力倦怠、爱睡觉的症状。我有一个朋友就是这种体质，每天即使睡得很多，但依然不能提起精神，我们说她好像没有拧干的湿衣服。湿衣服是什么感觉？沉甸甸的，好像人没有精神一样。这其实和阴雨天大家想睡觉是一个原因。天气阴的时候，外界的湿气迎合并且加重体内的湿气，搞得人很疲倦，想睡觉。

痰湿人还有一个很重要的特征就是大便。这些人的大便一开始的时候是有点成形，到后面就完全不会成形，整个排便过程都觉得很不舒服，便完之后冲都冲不干净，觉得像泡泡糖黏在那的一样。如果任其发展，最容易出现代谢方面的问题，比如高脂血症、高血压、高血糖、糖尿病等；再延续下去，可能跟一些心脑血管的疾病有关系，比如说中风或者冠心病等。既然痰湿体质对健康的危险这么大，那么怎么调理才能使它逐渐趋向于平和体质呢？

一个穴位，建议痰湿体质的人群要经常按摩，这个穴位的作用是祛湿、减肥，它就是丰隆穴。丰隆其实是一个象声词，有点像打雷轰隆、轰隆的声音，这个穴位的意思就在于假借打雷轰隆的声音，把脾胃上的浊湿排出去；找这个穴位时要从腿的外侧找到膝眼和外踝这两个点，连成一条线，然后取这条线的中点，接下来找到腿上的胫骨，胫骨前缘外侧1.5寸，大约是两指的宽度，与刚才那个中点平齐，这个地方就是丰隆穴，每天按压1～3分钟，坚持按摩，祛除体内的湿气，你会越来越精神的。

对于痰湿体质的人，中医往往就会采用一些芳香化湿的药物，来进行中药的熏蒸。中药的熏蒸，其实和我们洗澡时要蒸桑拿差不多，唯一不同的是根据每个人的不同体质加入中药药汁进行熏蒸治疗。通过熏蒸，一是通过药物的这种芳香作用，使毛孔尽量地扩张，达到发汗的目的，使体内过多的湿邪能够排出体外，这样有助于纠正痰湿体质。另外，也可以通过熏蒸过程中这种热力作用，促进全身的血液循环，以缓解这类体质的人经常感到的一种疲倦，或者全身困重的这种症状。

当然在生活方式上也要适当地调整，痰湿均为阴邪，其性重浊、黏滞，使得阳气不能升发，因此平时要多进行户外运动，以舒展阳气，衣着上最好能透湿散气，经常晒太阳，以太阳之阳驱赶湿寒之气。痰湿之人，对梅雨季节以及潮湿环境的适应能力差，因此在湿冷的环境下，要减少户外活动，避免受寒雨淋，保持居室及工作环境的干燥。下面介绍几款食疗方剂，从饮食上使得自己的体质趋向平和。

芡实莲子苡仁汤

排骨 500 克，芡实 30 克，莲子 20 克，薏苡仁 30 克，陈皮 5 克，姜 1 块。首先把芡实、莲子、薏苡仁放在清水里浸泡清洗；然后把排骨剁成小块；水开之后，焯一下；然后把排骨、芡实、莲子、薏苡仁、陈皮和姜全倒进砂锅里，用大火煮开；煮开之后，改用小火炖 2 小时；最后放点儿盐，这道芡实莲子苡仁汤就可以食用了。

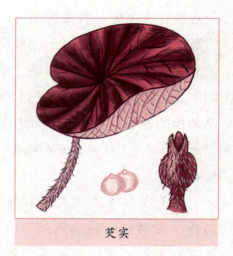

芡实

赤小豆鲤鱼汤

鲤鱼 250 克，赤小豆 100 克，蒜头、陈皮、姜片、盐各适量。赤小豆洗净，用清水稍加浸泡；蒜头去衣；陈皮洗净泡软，刮去内瓤；洗净宰好的鲤鱼，沥干水分；热锅倒两汤匙油，放鲤鱼和姜片，中小火两面煎至微黄；煮沸清水，放入所有材料，大火煮 20 分钟，转小火煲 1.5 小时，下盐调味即可食用。利水祛湿，消胀除肿，减肥，催乳，祛除痤疮、青春痘。对脾胃虚弱、脚气肿痛、步履艰难者非常合适。

陈皮鸭汤

瘦鸭半只，冬瓜 1200 克，芡实 50 克，陈皮 10 克。冬瓜连皮切大块。鸭用凉水涮过。把适量水煮滚，放入冬瓜、鸭、陈皮、芡实，煲滚，以慢火煲 3 小时，下盐调味。此汤有益肾固精、利湿消肿、降糖、开胃之功。适用于糖尿病性肾病、水肿、腰痛、蛋白尿等病证。

川贝炖猪肺

川贝母 10 克，带气管猪肺 1 副，蛋清 2 个，白胡椒 0.3 克，盐、酱油适量。将川贝母及白胡椒共研为细末，取鸡蛋清将二味药末调匀成糊状。把糊全部灌入洗净的猪肺气管中，然后用线绳结扎管口，置入砂锅内，加水适量，用小火煮熟，吃时加少许细盐、酱油调味。本品可止咳化痰。川贝母有清肺止咳、化痰散结的功效，常用于肺虚久咳、痰少咽燥及外感风热咳嗽、肺热咳嗽、咯痰黄稠等症的治疗。据研究，川贝中含有的川贝母素等生物碱，有类似阿托品的作用，能扩张支气管平滑肌、减少分泌、解除平滑肌痉挛。

湿热体质，利尿除湿的食养方

日常生活中，尤其是夏天，常听人说："这几天有些湿热，该喝些凉茶调节调节。"看中医时，也常会听医生说"湿热"一词。那么，到底什么是湿热，湿热有哪些表现，这类人群应注意什么问题？

首先了解什么是"湿热"？所谓湿，即通常所说的水湿，它分外湿和内湿两种。外湿是由于气候潮湿或涉水淋雨或居家潮湿，使外来水湿入侵人体而引起；内湿是一种病理产物，与消化功能有关。热是一种热象，而湿热中的热是与湿同时存在的，或因夏秋季节天热湿重，湿与热合并入侵人体，或因湿久留不除而化热等造成的。比如在南方地区生活的人们，因为气候潮热，这就很容易导致湿热体质的形成。喜欢吸烟、喝酒、熬夜，爱吃辛辣的食品的人，久而久之都会在体内郁结湿热，这些湿热排不出去，就可能爆发在脸上，形成了痘痘。

湿热体质的人平素面垢油光，易生痤疮粉刺，容易口苦口干，身重困倦。湿热体质的人往往舌质是红的，舌苔是黄的。可以对比一下自己的舌头，如果是舌苔黄腻，那很可能就是湿热体质。湿热停留在哪个部位，哪个部位就会出现问题：如果要是在肝胆，就会出现肝区胀痛或者是皮肤、眼发黄；如果是在大肠，就会出现腹痛腹泻；如果是湿热停留在关节筋脉就会出现局部肿痛；如果是在脾胃就会腹胀、恶心，不喜欢吃饭；如果湿热体质的人体型偏胖，这样他们往往会患糖尿病、高血压。

湿热体质的人为什么会不健康？古人把大自然比作是一个笼罩在地球外的宇宙，把身体比作地球，那么人的经络就像是地球上万亩良田的水渠，水渠淤积了，排流就会不畅通，田地就会变成湿地。那么怎么使得湿热体质的人慢慢趋向于平和体质呢？人的体质是可调可变的，辨清自己的体质，坚持朝着好的方向去调理，趋向平和体质，这不是一件什么难事；其实我本人很喜欢食疗养生，在享受美味的同时，把自己的身体调节得很健康，有什么比这更好的事情呢？

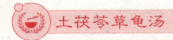

土茯苓草龟汤

草龟 1 只，鲜土茯苓 100 克，茯苓 50 克，瘦肉 100 克，生姜、葱适量。首先把瘦肉切成块，把土茯苓切片备用，然后在锅里烧水，水烧开之后，把草龟、瘦肉用中火煮5分钟，主要是把血水煮出来，然后捞起来沥干水分。接着把草龟、鲜土茯苓、茯苓、瘦肉、生姜、葱放入瓦罐中，再加入适量的清水，放入一些料酒，盖上盖，放在火上，

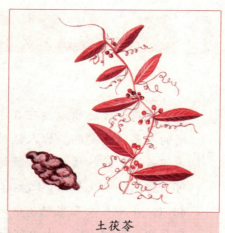

土茯苓

等大火烧开之后，改中火炖大约2小时，2小时后，加入适量的盐，这道土茯苓草龟汤就可以食用了。

荷叶冬瓜汤

荷叶1张，鲜冬瓜500克，盐少许。将荷叶洗净，撕成碎片；冬瓜洗净，去蒂把，切成片。将荷叶片、冬瓜片一起放入锅中，加清水适量共煮成汤，烧沸后拣去荷叶，加盐调味即成。此汤具有清热解暑、利尿除湿的功效。

苡仁水鸭汤

薏苡仁50克，鸭1只（1000克），绍酒10克，盐、葱、姜各5克。把薏苡仁去杂质洗净；水鸭宰杀后，去毛、内脏及爪；姜切片，葱切段。把鸭放入炖锅内，加入薏苡仁、姜、葱，注入清水1500毫升。把炖锅置武火上烧沸，再改用文火炖煮50分钟即成。具有健脾利湿、利水消肿的作用。

养肾是健康的根本

黑色食品之所以适宜在冬天食用，是由天、地、人之间的关系所决定的。古人认为，木、火、土、金、水是宇宙间最基本的物质，这5种物质不仅各有其特性，而且还可与自然万物及人体"比类取象"。冬天寒冷，与水的特性相似，在与人体五脏配属中，内合于肾，在与自然界五色配属中，则归于黑。由此可知，肾与冬相应，黑色入肾。

黑芝麻，补肝肾、润五脏的"上品仙药"

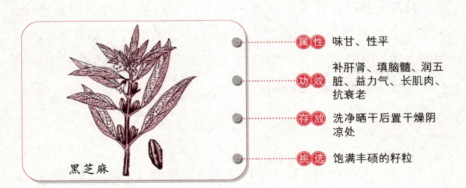

黑芝麻

属性　味甘、性平

功效　补肝肾、填脑髓、润五脏、益力气、长肌肉、抗衰老

存放　洗净晒干后置干燥阴凉处

挑选　饱满丰硕的籽粒

黑芝麻，胡麻科芝麻的黑色种子，呈扁卵圆形。中医药理论认为，黑芝麻味甘、性平，归肝、肾、大肠经，具有补肝肾、填脑髓、润五脏、益气力、长肌肉、抗衰老的作用，被古人称为久服不老的仙药。作为食疗保健佳品，被广泛用于治疗肝肾精血不足所致的脱发、须发早白、腰膝酸软、四肢乏力、眩晕、步履艰

难、五脏虚损、皮燥发枯、肠燥便秘等病证，在乌发养颜方面的功效，更是有口皆碑。一般素食者应多吃黑芝麻，而脑力工作者更应多吃黑芝麻。

从现代医学的角度来看，黑芝麻同样是难得的佳品，含有多种人体必需的氨基酸、脂肪和蛋白质，而且黑芝麻含有的脂肪大多为不饱和脂肪酸，有延年益寿的作用。在维生素 E、维生素 B_1 的作用参与下，它能加速人体的代谢功能；黑芝麻含有的铁和维生素 E 是预防贫血、活化脑细胞、消除血管胆固醇的重要成分。现代医学研究结果还证实，胆结石患者常吃黑芝麻可以帮助增加胆汁中的卵磷脂含量，从而帮助人们预防和治疗胆结石，是常用的保健佳品。

单就黑芝麻而言，可以采取洗净后晒干的方式，这样不仅可以帮助去除杂质，还能把那些不饱满的芝麻去掉（洗的时候，不饱满的芝麻自然就浮在了水面上）。用的时候，取晒好的黑芝麻清炒至有爆声，捣碎，每天用 9～15 克即可。

黑芝麻枣粥

黑芝麻 500 克炒香，碾成粉；锅内水烧热后，将粳米、黑芝麻粉、大枣同入锅，先用大火烧沸后，再改用小火熬煮成粥，食用时加糖调味即可。此粥有补肝肾、乌发之功效。

黑芝麻葚糊

用黑芝麻、桑椹各 60 克，大米 30 克，白糖 10 克。将大米、黑芝麻、桑椹分别洗净，同放入石钵中捣烂；砂锅内放清水 3 碗，煮沸后放入白糖，再将捣烂的米浆缓缓调入，煮成糊状即可。此糊补肝肾、润五脏、祛风湿、清虚火，常服可治病后虚羸、须发早白、虚风眩晕等症。

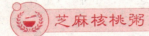 **芝麻核桃粥**

　　用黑芝麻 50 克，核桃仁 100 克，一齐捣碎，加适量大米和水煮成粥。此粥补肝肾，对继发性脑萎缩症有食疗作用。

黑木耳，中餐里滋补强肾的"黑色瑰宝"

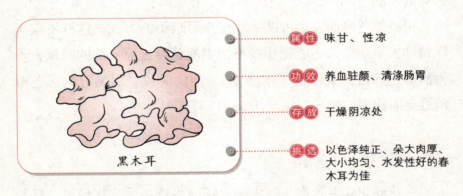

属性	味甘、性凉
功效	养血驻颜、清涤肠胃
存放	干燥阴凉处
挑选	以色泽纯正、朵大肉厚、大小均匀、水发性好的春木耳为佳

黑木耳

　　黑木耳，别名光木耳。子实体胶质，成圆盘形，耳形不规则形，新鲜时软，干后成角质。口感细嫩，风味特殊，是一种营养丰富的著名食用菌。中医药理论认为，黑木耳是著名的山珍，性甘、性平，入胃、大肠经。色泽黑褐，质地柔软，味道鲜美，营养丰富，可食、可药、可补，被称为"中餐中的黑色瑰宝"。黑木耳不但为中国菜肴大添风采，而且能和血养荣，有润肤驻颜之功效。据记载，它是上古时代帝王独享之佳品。

　　从现代医学角度来看，黑木耳含糖类、蛋白质、脂肪、氨基

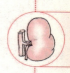

酸、维生素和矿物质。有益气、充饥、轻身强智、止血止痛、补血活血等功效。富含多糖胶体，有良好的清滑作用，是矿山工人、纺织工人的重要保健食品。还具有一定的抗癌和治疗心血管疾病功能。

日常鉴别、挑选黑木耳，可以采用"四字法"：一看，优质黑木耳乌黑光润，其背面略呈灰白色，体质轻松，身干肉厚；二闻，嗅之有清香之气，而用化学品泡过的黑木耳有刺鼻的味道，如霉味、酸臭味等，泡发后味道亦难散去；三触，用手指尖蘸一点水，在木耳上蹭几下，判断木耳是否掉色；四尝，优质木耳放入嘴里嚼时，有浑厚鲜味感；而用化学品（红糖、食盐、明矾、硫酸镁等）泡过的木耳有淡甜味或苦涩味，口感差。

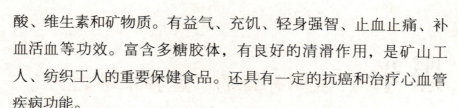

黑木耳炒黄花菜

木耳（干）20克，黄花菜（干）80克，盐、味精、葱花、花生油、湿淀粉、素鲜汤各适量。将木耳放入温水中泡发，去杂洗净，用手撕成片；黄花菜用冷水泡发，去杂质洗净，挤去水分。锅置火上，放花生油烧热，放入葱花煸香，再放入木耳、黄花菜煸炒，加入素鲜汤、盐、味精煸炒至木耳、黄花菜熟入味，用湿淀粉勾芡，出锅即成。此菜具有"安五脏、利心志、明目"的功效。孕早期常吃此菜，还有健脑安神作用，有利胎儿脑组织细胞的发育，增加智力。

黑木耳煲红枣

木耳（水发）40克，大枣（干）30克。将木耳、大枣洗净，放入锅内，加水适量，文火煎煮30分钟即可。每日2次，连服7天。此汤有气血双补之功，是可用于一切出血性疾病的食疗之用。

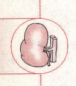
黑米，滋阴补肾的"世界米中之王"

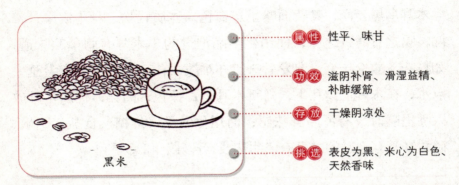

黑米

属性	性平、味甘
功效	滋阴补肾、滑湿益精、补肺缓筋
存放	干燥阴凉处
挑选	表皮为黑、米心为白色、天然香味

　　黑米，属糯米类，是一种药食兼用的大米。中医认为，黑米性平、味甘，归脾、胃经。古农医书记载：黑米具有滋阴补肾、滑湿益精、补肺缓筋等功效；可入药、入膳，对头昏目眩、贫血白发、腰膝酸软、夜盲耳鸣症疗效尤佳。因此，人们俗称"药米"。黑米外表墨黑，营养丰富，还有"黑珍珠"和"世界米中之王"的美誉。也因其独特功效，历代帝王把它作为宫廷养生珍品，称为"贡米"。

　　黑米和紫米都是稻米中的珍贵品种，属于糯米类。主要营养成分（糙米）：黑米按占干物质计，粗蛋白质、粗脂肪、糖类含量高，不仅如此，而且所含锰、锌、铜等无机盐大都比大米高1~3倍；更含有大米所缺乏的维生素 C、叶绿素、花青素、胡萝卜素及强心苷等特殊成分。由于它最适于孕妇、产妇等补血之用，又称"月米""补血米"等。现代医学证实，黑米具有益气活血、滋阴补肾、健脾暖肝、养肝明目等疗效。经常食用黑米，有利于防治头昏、目眩、贫血、白发、眼疾、腰膝酸软、肺燥咳嗽、大便秘结、小便不利、肾虚水肿、食欲不振、脾胃虚弱等症。

由于黑米所含营养成分多聚集在黑色皮层，故不宜精加工，以食用糙米或标准三等米为宜。挑选优质黑米的方法：一看，正宗黑米只是表面米皮为黑色，剥去米皮，米心是白色，米粒颜色有深有浅，而染色黑米颜色基本一致；二闻，正宗黑米用温水泡后有天然米香，染色米无米香、有异味；三摸，正宗黑米是糙米，米上有米沟；四搓，正宗米不掉色，水洗时才掉色，而染色米一般手搓会掉色。

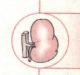

🏆 黑米粥

黑米 100 克，红糖适量。先将黑米洗净，放入锅内加清水煮粥，待粥至浓稠时，再放入红糖稍煮片刻即可食用。能益气补血、暖胃健脾、滋补肝肾、止咳喘，特别适合产后新妈妈滋补身体。病后消化能力弱的人不宜急于吃黑米，可吃些紫米来调养。

🏆 三黑粥

黑米 50 克，黑豆 20 克，黑芝麻 15 克，核桃仁 15 克。共同熬粥加红糖调味食之。常食能乌发润肤美容，补脑益智，还能补血。适合须发早白、头昏目眩及贫血患者食用。

🏆 黑米莲子粥

黑米 100 克，莲子 20 克。共同煮粥，熟后加冰糖调味食之。能补肾健脾、滋阴养心，适合孕妇、老人、病后体虚者食用，健康人食之也可防病。

黑枣，益气生津、补肾固精的"营养仓库"

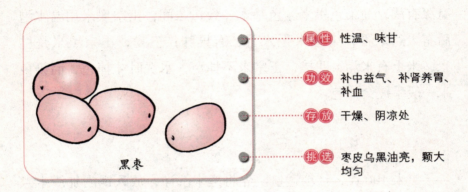

黑枣

属性	性温、味甘
功效	补中益气、补肾养胃、补血
存放	干燥、阴凉处
挑选	枣皮乌黑油亮，颗大均匀

　　黑枣是鲜枣的干制品，性温、味甘，归心、肺、肾经。有补中益气、补肾养胃、补血之功效。核则有补肾固精、利尿消石、润肠通便、温肺定喘的作用，常用于肾虚腰痛、尿路结石等症。黑枣营养丰富，含有蛋白质、脂肪、糖类、多种维生素等，以含维生素C和钙质、铁质最多，有很高的药用价值，有"营养仓库"之美誉。多用于补血和作为调理药物，对贫血、血小板减少、肝炎、乏力、失眠有一定疗效。

　　识别优质黑枣：好的黑枣皮色应乌亮有光，黑里泛出红色，皮色乌黑者为次，色黑带萎者更次；好的黑枣颗大均匀，短壮圆整，顶圆蒂方，皮面皱纹细浅；在挑选黑枣时，也应注意识别虫蛀、破头、烂枣等。枣子吃多了会胀气，孕妇如果有腹胀现象就不要吃枣了，只喝红枣汤就可以。

　　黑枣含有大量果胶和鞣酸，这些成分与胃酸结合，同样会在胃内结成硬块。所以，不宜空着肚子吃。因为黑枣性寒，脾胃不好者不可多吃。过多食用枣会引起胃酸过多和腹胀；忌与柿子同食。

 黑枣豆兔汤

兔肉 200 克，黑枣 10 个，黑豆 30 克，生姜 2 片。兔肉洗净；黑枣洗净，去核；黑豆洗净，浸 1 小时，拣去浮豆；生姜洗净。把全部用料放入锅内，加清水适量，武火煮沸后，文火煲 2 小时，调味供用。此汤有补肾养血、美发延年之功效。对须发早白，高脂血症，糖尿病属脾肾不足，精血亏虚症见白发、脱发，体倦乏力，神疲懒言，头晕目眩，腰膝酸软等有辅助治疗的作用。

黑枣瘦肉汤

猪瘦肉 60 克，生地黄 30 克，枸杞子 15 克，黑枣 5 个。猪瘦肉洗净，切片；生地黄、枸杞子、黑枣（去核）洗净。把全部用料放入锅内，加清水适量，武火煮沸后，文火煲 1 小时，调味供用。此汤有滋阴养血、美发黑发之功效。对早衰属阴虚血燥，症见发白发枯，脸色不泽，口干渴饮，或便秘，或目赤肿痛，或头晕目眩疗效颇佳。

黑枣赤豆汤

黑枣（去核）10 枚，赤豆、糯米各 50 克。煮粥加适量白糖食用。此汤具有补肾阳、补气血、防治冬天畏寒之功效。

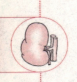
黑豆，被誉为"乌发娘子"的补虚佳食

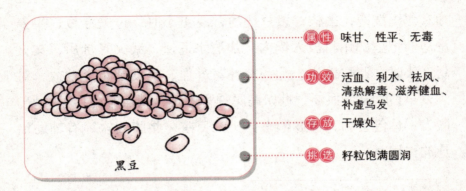

黑豆

属性	味甘、性平、无毒
功效	活血、利水、祛风、清热解毒、滋养健血、补虚乌发
存放	干燥处
挑选	籽粒饱满圆润

黑豆，又名乌豆，为豆科植物大豆的黑色种子；味甘、性平、无毒；有活血、利水、祛风、清热解毒、滋养健血、补虚乌发之功效。《本草纲目》说："黑豆补肾功多，故能治水、消胀、下气、制风热而活血解毒。"另外，黑豆还有"乌发娘子"的美称。用它制成的豆浆、豆腐等，是须发早白、脱发患者的食疗佳品。

现代医学研究显示，黑豆中蛋白质含量高达36％～40％，相当于肉类的2倍、鸡蛋的3倍、牛奶的12倍；黑豆含有包括人体必需的8种在内的18种氨基酸；黑豆还含有19种油酸，其不饱和脂肪酸含量达80％，吸收率高达95％以上，除能满足人体对脂肪的需要外，还有降低血中胆固醇的作用。

黑豆中微量元素如锌、铜、镁、钼、硒、氟等的含量都很高，而这些微量元素对延缓人体衰老、降低血液黏稠度等非常重要。黑豆中粗纤维含量高达4％，常食黑豆，可以提供食物中粗纤维，促进消化，防止便秘发生。

黑豆适宜老人肾虚耳聋、小儿夜间遗尿者食用；适宜脾虚水肿、脚气浮肿者食用；适宜体虚之人及小儿盗汗、自汗，尤其是热病后出虚汗者食用；适宜妊娠腰痛或腰膝酸软、白带频多、产后中风、四肢麻痹者食用。但小儿不宜多食。

 黑豆腰子汤

黑豆 80 克，小茴香 5 克，杜仲 10 克，猪肾（猪腰）1 只。水煮至猪腰熟透为止，空腹时食猪腰及汤，一日 1 次，连吃 3 天。可治肾虚性腰痛。

 黑豆狗肾汤

黑豆 100 克，黑狗肾 1 只，食盐适量。水炖至豆烂。每早空腹吃，一日 1 次，连吃 3～5 日即效。可以治疗肾虚耳聋或老年性耳聋。

 黑豆乌鸡汤

黑豆 150 克，何首乌 100 克，乌鸡 1 只，大枣 10 枚，生姜、精盐各适量。将乌鸡宰杀去毛及内脏，洗净备用。黑豆放入铁锅中干炒至豆衣裂开，再用清水洗净，晾干备用。何首乌、大枣、生姜分别洗净，大枣去核，生姜刮皮切片，备用。加清水适量于锅，用猛火烧沸，放入黑豆、何首乌、乌鸡、大枣和生姜，改用中火继续煲约 3 小时，加入精盐适量，汤成。此汤具有补血养颜、乌发之功效，久服可益精血，洁肌肤。

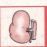
　　肾气盛则寿延，科学饮食，就能健肾保健康。个个"其貌不扬"，但在补肾养肾方面享有盛誉。比如，山药是不温不燥的补肾上品药；板栗是益补肾气的"干果之王"；鲈鱼是益筋骨、补肝肾的海菜一绝；韭菜是温肾行气的"起阳草"；山羊肉是能比人参的大补之物……就连豆浆也有"植物奶"的美誉。美食回味悠长，补肾之功就在一日三餐细加品尝。

山药，不温不燥补肾上品药

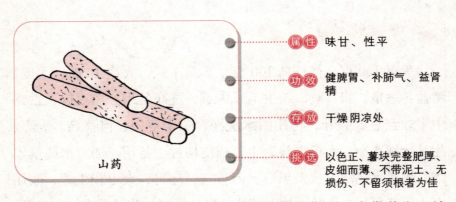

山药

属性	味甘、性平
功效	健脾胃、补肺气、益肾精
存放	干燥阴凉处
挑选	以色正、薯块完整肥厚、皮细而薄、不带泥土、无损伤、不留须根者为佳

　　山药，别名土薯，多年生草本植物，茎蔓生，常带紫色，块根圆柱形，叶子对生，卵形或椭圆形，花乳白色，雌雄异株。中医理论认为：山药性平，不温不燥，有强健机体、滋肾益精的作

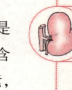

用，大凡肾亏遗精，妇女白带多、小便频数等症，皆可服用，是国家卫生部公布的既是食品又是药品的蔬菜。不仅如此，因为含有多种营养素，山药含有大量的黏液蛋白、维生素及微量元素，能有效阻止血脂在血管壁的沉积，预防心血管疾病，具有益志安神、延年益寿的功效。所以，注重养生的人们早已将其请上了餐桌。

怎样选到好山药呢？首先要掂重量，大小相同的山药，较重的更好；其次看须毛，同一品种的山药，须毛越多的山药营养也更好；最后再看横切面，山药的横切面肉质黄色似铁锈的切勿购买，有硬心且肉色发红的质量差，如果呈雪白色说明该山药是新鲜的。

🥣 山药白鸽汤

怀山药、玉竹、麦冬各30克，白鸽1只（鸽肉）。把全部用料一齐放入瓦锅内，加清水适量，武火煮沸后，文火煮2小时，调味即可。本菜可以滋补脾肺、生津止渴。适用于糖尿病脾肺虚损者，表现为口渴引饮、神疲乏力、知饥不食或食不知味、形体消瘦。玉竹和麦冬能益胃生津，又能润肺养阴。白鸽味甘咸、性平。补益脾气及补养脾阴。本药膳治糖尿病饮水不足者。脾肾阳虚、小便清长者不宜饮用。

🥣 山药炖鸡

黄精30克，山药150克，鸡肉500克，调味品适量。将鸡洗净切块，同山药放入锅中，加水适量，隔水炖熟，调味即可。分2次食用，隔天1次，连服数次。具有滋肾、益肺、健脾之功。适用于更年期综合征属阴虚或气阴两虚者。

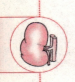
山药冰糖

山药750克，冰糖、清水各适量。将山药皮削去并切成方块放入锅中，加进冰糖、清水；先用大火煮滚，再改小火煮烂（约40分钟）即可供食。山药软嫩香甜，有健脾、除湿、益肺固肾、益精补气之功效。

板栗，益补肾气的"干果之王"

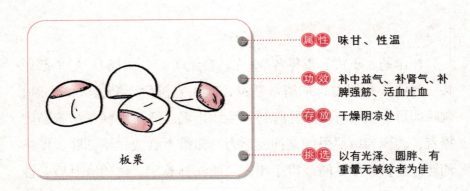

板栗

属性　味甘、性温

功效　补中益气、补肾气、补脾强筋、活血止血

存放　干燥阴凉处

挑选　以有光泽、圆胖、有重量无皱纹者为佳

板栗，又名栗，是壳斗科栗属的植物，素有"干果之王"的美誉，又享有"铁杆庄稼"的美誉。《本草纲目》记载中称，栗性温、味甘，入脾、胃、肾经，可治肾虚，腰腿无力，能通肾益气，厚肠胃也。而唐代孙思邈则说："栗，肾之果也，肾病宜食之。"板栗形似肾，按照以形补形的理论，板栗对肾有着很好的补益作用。所以建议人们要经常食用板栗。

板栗多产于山坡地，国外称为"健康食品"，属于健胃补肾、

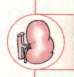

延年益寿的上等果品。现代医学研究也证实，生食板栗有治疗腰腿酸痛、舒筋活络的功效。栗子所含高淀粉质可提供高热量，而钾有助于维持正常心搏规律，纤维素则能强化肠道，保持排泄系统正常运作。

人过中年，阳气渐渐衰退，人也像午后的太阳一样，身体出现下降趋势。不仅腰膝酸软、四肢疼痛，还可能出现牙齿松动、脱落的症状，这些都是肾气不足的表现，当从补肾入手，及早预防。板栗香甜可口，做干果零食或是做菜肴佐餐都很相宜，它不仅含有大量淀粉，可以直接当饭吃，而且含有蛋白质、脂肪、B族维生素等多种营养成分，有很好的食疗保健功能。

现在由于生活条件不断改善，父母对孩子的饮食安排往往过于精细，导致临床多见的小儿脾虚症，典型症状为小儿面色无华、体倦乏力、形体偏瘦、厌食或拒食、经常腹泻。此时可将板栗仁蒸煮熟，磨粉制成糕饼，以增加其食欲，收涩泻泄，调理肠胃。用板栗和粳米熬制的板栗粥老少皆宜，板栗与粳米一起可健脾胃，增进食欲，既可用于脾胃虚寒导致的慢性腹泻患者的恢复，也适合治疗老年人由于功能退化所致的胃纳不佳，气虚乏力。此外，怀孕初期孕妇常常胃口不佳，家人可劝食些熟板栗以帮助她们改善肠胃功能。

板栗还有活血散瘀的作用。生食板栗有止血功效，可治吐血、衄血、便血等常见出血症。将生板栗去壳，捣烂如泥，涂于患处可以治跌打损伤、瘀血肿痛等。下面提供几款强筋、补肾、健脾的板栗食疗方，以供大家参考。

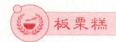

板栗 200 克，糯米粉 500 克，白糖 50 克，瓜子仁、松仁各

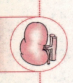

10克。将栗子去壳，用水煮极烂，加糯米粉和白糖揉匀，入热屉中旺火蒸熟，出屉时撒上瓜子仁、松仁。本糕味香甜糯软，具有健脾益气养胃、强筋健骨补虚的功效，适用于年老体弱、腰膝酸软、不欲纳食等病症。

栗子烧白菜

生栗子300克，大白菜500克，白糖、湿淀粉、花生油各适量。栗子煮至半熟，捞出，剥去外壳，对半切开；大白菜洗净，切长条块；锅内放入花生油烧热，下栗子略炸后，捞出沥油；锅内留少许底油烧热，下白菜略炸，放入栗子，加清水、酱油、精盐、白糖用旺火烧沸，再改用小火烧至熟透，用湿淀粉勾芡，起锅装盘即成。本菜具有补脾、益肾、止血的功效，适用于治疗脾胃虚弱、食少便血、体倦乏力、肾虚腰膝无力、大便带血及坏血病等病症。

栗子姜枣粥

板栗30克，大枣10个，山药15克，生姜6克，大米100克。加水煮成稀粥食，或再加红糖调味食。栗子能补肾、益脾、止泻。《本草纲目》说："有人内寒，暴泄如注，令食煨栗二三十枚顿愈。"方中山药、大米亦益脾养胃之物，姜、枣、红糖能温养脾胃。此方用于脾胃虚弱、畏食冷物、少食腹泻，或小儿疳积、消化不良等。

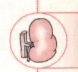

黄鳝，肾寒之人亦食亦药的补养品

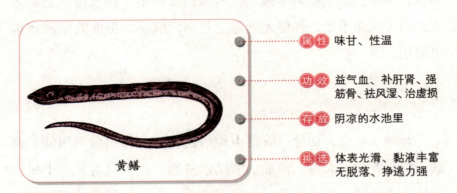

黄鳝

属性	味甘、性温
功效	益气血、补肝肾、强筋骨、祛风湿、治虚损
存放	阴凉的水池里
挑选	体表光滑、黏液丰富无脱落、挣逃力强

黄鳝，无鳞，淡水食用鱼。中医理论认为，黄鳝肉性甘、性温，归肝、脾、肾经。有益气血、补肝肾、强筋骨、祛风湿、治虚损之功效，民间用以入药，可治疗虚劳、阳痿、腰痛、腰膝酸软等症。民间还有一些用黄鳝疗疾的经验，可供参考。比如，黄鳝头煅灰，空腹温酒送服，能治妇女乳核硬痛；黄鳝骨入药，兼治臁疮，疗效颇显著；黄鳝血滴入耳中，能治慢性化脓性中耳炎，滴入鼻中可治鼻衄（鼻出血）。外用时还能治口眼歪斜，面神经麻痹。常吃鳝鱼有很强的补益功能，特别对身体虚弱、病后以及产后之人更为明显。

黄鳝除西北高原外，各地均产，栖息在池塘、小河、稻田等处，常潜伏在泥洞或石缝中。夜出觅食。生殖情况较特殊，幼时为雌，生殖一次后，转变为雄性。食用黄鳝一个需要特别注意的问题是，鳝鱼一旦死亡，就与蟹与鳖一样，体内细菌大量繁殖并产生毒素，故以食用鲜活黄鳝为宜。此外，鳝鱼还不宜与南瓜、

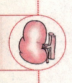

菠菜、大枣同食。

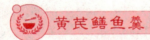

黄鳝 500 克，切丝；黄芪 30 克，纱布包。共加水煮熟。取出药包，加食盐、生姜调味服食。本品药食并举，补气益血之功尤大。用于气血不足，体倦无力等。若属气虚不能摄血的出血症也可应用。

烧鳝鱼

黄鳝 500 克，切丝，放锅中煸炒去涎液，起锅后再用油、食盐同炒，并加入大蒜、酱油、醋以水煮熟。畏腥气者，可于起锅前放入适量酒、葱或芹菜。本品有补血、止血作用，还可以用于产后血虚、久痢、痔出血。

蒜鳝汤

鳝鱼 250 克，连须大蒜头 1 个，黄酒 250 毫升。先将鳝鱼洗净切段，与大蒜头一起放入锅内，加入黄酒和水适量，煎煮熟烂。稍温，佐餐食用。本品善补阳气、益虚损，有温阳补虚、理气除胀的功效，适用于肝硬化腹水、蛋白倒置者。

狗肉，喝狗肉汤能把棉被当

狗又名黄耳，古称地羊，列六畜之一。狗肉味甘，性温、

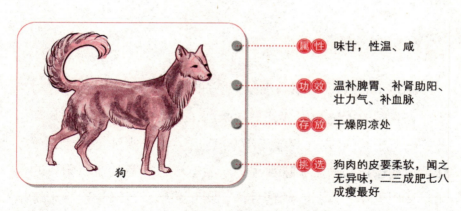

属性 味甘，性温、咸

功效 温补脾胃、补肾助阳、壮力气、补血脉

存放 干燥阴凉处

挑选 狗肉的皮要柔软，闻之无异味，二三成肥七八成瘦最好

狗

咸，归脾、胃、肾经，有温补脾胃、补肾助阳、壮力气、补血脉的功效。狗肉温肾壮阳，用于肾阳虚所致的腰膝冷痛、小便清长、小便频数、浮肿、耳聋、阳痿等症；温补脾胃，用于脾胃阳气不足所致的脘腹胀满、腹部冷痛等症。适于腰膝冷痛、小便清长、小便频数、浮肿、耳聋、阳痿、脘腹胀满、腹部冷痛者食用。还可用于老年人的虚弱症，如尿溺不尽、四肢厥冷、精神不振等。冬天常吃，可使老年人增强抗寒能力。

狗肉味道醇厚，芳香四溢，与羊肉同为冬令进补的佳品。现代医学研究也证实，狗肉蛋白质含量高，尤以球蛋白比例大，对增强机体抗病力和细胞活力及器官功能有明显作用。不仅如此，狗肉中含有少量稀有元素，对治疗心脑缺血性疾病有一定益处。但要注意的是，由于狗肉性温，所以阳虚内热、脾胃湿热及高血压患者应慎食或禁食。另外，狗肉食后易口干，喝米汤可纠正这一副作用。

狗肉的吃法很多，有红烧、清炖、油爆、卤制等。烹饪时，应以膘肥体壮、健康无病的狗为佳，疯狗肉一定不能吃。刚被宰杀的狗，因有土腥气味，不宜立即食用，应先用盐渍一下，以除去土腥味。这里，送上几个方剂，让你在享受狗肉鲜美的同时，起到防病治病的功效。

狗肉药杞汤

狗肉1000克，切成4厘米见方的方块，用开水汆透，与生姜、香葱同放入热油锅炒，烹入米酒，然后倒入砂锅，放入怀山药、枸杞子各60克，鸡清汤1000毫升，用小火炖至熟烂，放入味精、胡椒粉和食盐调味食用。本品有滋补肝肾、益精明目的作用。适用于年老体弱、肾精亏损、腰膝酸软、畏寒怕冷、阳痿早泄等症。

狗肉番薯

狗肉500克洗净切块，番薯500克去皮切块，同放大碗内加适量猪油或花生油、食盐、水，隔水蒸熟食用。本品有补中益气、固肾强腰的作用。适用于体虚怕冷、腰腿痛、夜尿多等证。

狗肉补阳砂锅

带骨狗肉1000克，切块，每块约15克，放入锅内炒干血水取出；大蒜末、豆瓣酱、芝麻酱各适量下热油锅爆炒，再下姜片及狗肉边炒边加植物油，约炒5分钟后，烹入米酒，加鸡汤、食盐、陈皮、酱油、红糖，煮沸后倒入砂锅内，用小火焖1.5小时，加入味精即可食用。本品有温肾壮阳、补脾健胃的作用。适用于肾虚遗精、遗尿、阳痿、早泄、小儿发育迟缓、营养不良。

狗肉温肾粥

狗肉200克切成小块，生姜适量，煮至半熟时，放入粳米100克同煮粥，加适量油盐调味食用。本品有祛寒壮阳、温肾补脾的作用，适用于病后体虚或老人阳气不足、怕冷畏寒、手脚冰冷、腰膝无力、小便清长、肾虚阳痿、遗精遗尿、性欲减退等证。

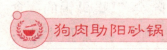
狗肉助阳砂锅

狗肉 250 克，整块放入开水中氽透后捞出，放入凉水中洗净血沫并切成方块，放入热油锅内加适量生姜片煸炒，烹入料酒，然后倒入砂锅内，并将熟附片、菟丝子各 30 克装入纱布袋内，以及食盐、葱适量同煮汤，用小火炖至熟烂时食用。本品有温肾助阳、补益精髓的作用。适用于阳气虚衰、精神不振、腰膝酸软、阳痿早泄、肾虚遗精遗尿、性欲减退等证。

鲈鱼，益筋骨、补肝肾的海菜一绝

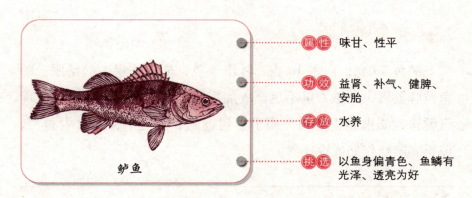

鲈鱼

属性	味甘、性平
功效	益肾、补气、健脾、安胎
存放	水养
挑选	以鱼身偏青色、鱼鳞有光泽、透亮为好

鲈鱼，又称花鲈、寨花、鲈板、四肋鱼等，俗称鲈鲛，是"四大名鱼"之一。中医理论认为，鲈鱼味甘、性平，具有益肾、补气、健脾、安胎之功效。适宜贫血头晕、妇女妊娠水肿、胎动不安之人食用。《本草经疏》这样评价："鲈鱼，味甘淡性平，与

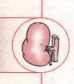
脾胃相宜。肾主骨，肝主筋，滋味属阴，总归于脏，益二脏之阴气，故能益筋骨。脾胃有病，则五脏无所滋养，而积渐流于虚弱，脾弱则水气泛滥，益脾胃则诸证自除矣。"崔禹锡的《食经》说鲈鱼"主风痹，面疱。补中，安五脏"。《嘉佑本草》："补五脏，益筋骨，和肠胃，治水气。"《本草衍义》认为鲈鱼"益肝肾"。

现代医学认为，鲈鱼富含蛋白质、维生素 A、B 族维生素、钙、镁、锌、硒等营养元素；具有补肝肾、益脾胃、化痰止咳之效，对肝肾不足的人有很好的补益作用；鲈鱼还可治胎动不安、产生少乳等症，对准妈妈和生产妇女来说，吃鲈鱼是一种既补身又不会造成营养过剩而导致肥胖的营养食物，是健身补血、健脾益气和益体安康的佳品；鲈鱼血中还有较多的铜元素，铜能维持神经系统的正常功能并参与数种物质代谢的关键酶的功能发挥，铜元素缺乏的人可食用鲈鱼来补充。下面介绍几款关于鲈鱼的食方。

鲈鱼健脾汤

鲈鱼 50 克，白术 10 克，陈皮 5 克，胡椒适量。煎汤服。鲈鱼益脾健胃，尤嫌力量不足，故加用白术健运脾胃，辅以陈皮理气健胃，胡椒温中健胃。用于脾胃虚弱、消化不良、食少腹泻，或胃脘隐隐作痛或冷痛者。

黄芪炖鲈鱼

鲈鱼 1 尾（250～500 克），黄芪 60 克。隔水炖熟，饮汤食肉。黄芪、鲈鱼同用，能补气益血，生肌收口。手术后可促进伤口愈合。

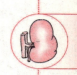

山羊肉，性比人参、黄芪的大补之物

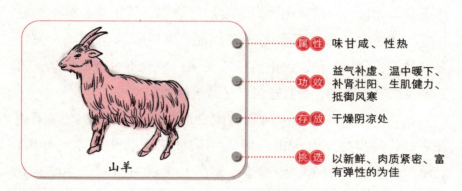

山羊

属性 味甘咸、性热

功效 益气补虚、温中暖下、补肾壮阳、生肌健力、抵御风寒

存放 干燥阴凉处

挑选 以新鲜、肉质紧密、富有弹性的为佳

山羊肉，味甘咸、性热，无毒。归肾经。具有补虚助阳之功效，可治虚劳内伤，筋骨痹弱，腰脊酸软，阳痿，带下，不孕。《本草汇言》中称："大补虚劳，脱力内伤，筋骨痹弱。又治男子精寒髓乏，阳事不振，或妇人积年淋带，腰脊痿软，血冷不育等症，用酒煮烂，和椒、盐作脯食。"

羊肉能比人参、黄芪。人参、黄芪补气，羊肉补形。但要说明的是，羊肉性温热，吃多了容易上火。因此，吃羊肉时要搭配凉性和甘平性的蔬菜（冬瓜、丝瓜、菠菜、白菜、金针菇、蘑菇、茭白、笋等），能起到清凉、解毒、祛火的作用。吃羊肉时最好搭配豆腐，它不仅能补充多种微量元素，其中的石膏还能起到清热、泻火、除烦、止渴的作用。再者，谚语说："羊几贯，账难算，生折对半熟时半，百斤只剩廿余斤，缩到后来只一段。"意思是 100 斤羊，宰羊解割下来只 50 斤，煮熟后大约只有 20 斤。由此可见，羊肉折损多，羊肉吃到肚里容易发胀最

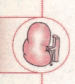

能饱人，滋补者是羊肉，害人者也是羊肉。所以，吃羊肉时，肚里一定要留有余地，以待它发胀，不可吃得太多，饱则伤脾坏腹。

不仅如此，夏秋季节气候热燥，不宜吃羊肉；羊肉内易藏匿旋毛虫等寄生虫，它们不宜被消化，吃后可能引起四肢无力、昏迷不醒等症状，所以食用时一定要炒透烧熟，特别是在涮羊肉时一定要注意；羊肉食后容易动气生热，所以不可与南瓜、何首乌、半夏、草蒲同食，否则会壅气发病；羊肉不可烧煳烤焦，否则不仅肉老不新鲜，而且还会产生致癌物质。

此外，许多人吃羊肉时喜欢配食醋作为调味品，吃起来更加爽口，其实是不合理的。因为羊肉性热，功能是益气补虚；而醋中含蛋白质、糖、维生素、醋酸及多种有机酸，性温，宜与寒性食物搭配，与热性的羊肉不适宜；吃羊肉后不宜马上饮茶，因为羊肉中含有丰富的蛋白质，而茶叶中含有较多的鞣酸，吃完羊肉后马上饮茶，会产生一种叫鞣酸蛋白的物质，容易引发便秘。

羊肉粳米粥

羊肉100克，肉苁蓉30克（切片），粳米100克，生姜3片。将肉苁蓉放入锅内煮1小时，捞去药渣，再放入羊肉、粳米、生姜，同煮粥，熟时加入适量调味品食用。有益肾壮阳、补精养血、润肠强身作用。适用于肾虚阳痿、腰膝酸软、性欲减退、大便干燥、肾虚面色灰暗等症。

当归生姜羊肉汤

羊肉250克，当归10克，生姜适量。水煎取汁，羊肉炖烂，

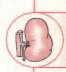

汤肉同服。本品具有温肝补血、散寒暖肾之功效。主治体虚畏冷、哈欠连连，或寒疝腹痛，或妇女产后血虚之体。有资料报道，尚能治疗某些男性不育症。

猪肉，五畜之中猪肉最补肾

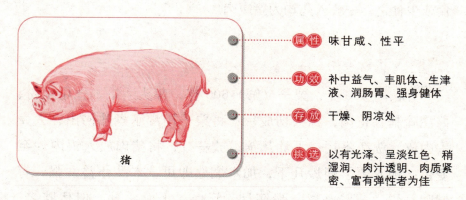

猪

属性 味甘咸、性平

功效 补中益气、丰肌体、生津液、润肠胃、强身健体

存放 干燥、阴凉处

挑选 以有光泽、呈淡红色、稍湿润、肉汁透明、肉质紧密、富有弹性者为佳

猪肉，又名豚肉，五畜之一。五畜指犬、羊、牛、鸡、彘，与五行的配属关系为：犬属木，羊属火，牛属土，鸡属金，彘属水。五脏之中肾属水，肾与彘同类相属，彘为水畜，入肾，其味甘咸、性平，归入脾、肾经。故有补肾的作用。还能起到滋养脏腑、滑润肌肤、补中益气、补虚强身、滋阴润燥、丰肌泽肤的功效。

现代研究发现，猪肉含有丰富的蛋白质及脂肪、糖类、钙、磷、铁等成分，是日常生活的主要副食品，凡病后体弱、产后血虚、面黄羸瘦者，皆可用之作营养滋补之品。调查结果发现，某地80岁以上的长寿老人们几乎每天都吃猪肉，主要由于烹调方法不同，猪肉煮的时间都很长，先将猪肉煮2～3小时后，再加入海

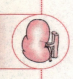

带或萝卜又煮 1 小时，做成一种汤菜食用。经过化验分析，猪肉经长时间炖煮后，脂肪会减少 30％～50％，不饱和脂肪酸增加，而胆固醇含量大大降低。

猪肉虽是日常食品，一般健康人和患有疾病之人均能食之，但多食令人虚肥，大动风痰，多食或冷食易引起胃肠饱胀或腹胀腹泻。成年人每天 80～100 克，儿童每天 50 克。如果调煮得宜，猪肉可成为"长寿之药"。对于脂肪肉及猪油，患高血压或偏瘫（中风）病者及肠胃虚寒、虚肥身体、痰湿盛、宿食不化者应慎食或少食之。一般入药均为猪瘦肉。

栗子焖猪肉

五花肉 500 克，栗子（鲜）600 克，蒜头适量。先用生粉、酱油腌制五花肉，蒜头切成片；将栗子用沸水煮熟捞出，去壳去内皮，洗净备用；下油热锅，放蒜片，将猪肉放入锅内炒至变色，加入栗子翻炒几下，加水焖熟即可。本品补益性强，有健脾益胃、补肾强腰、强筋骨、活血、止血之功。但体胖者、高胆固醇的人不宜多吃。

当归瘦肉汤

猪瘦肉 500 克，切块，当归 30 克。加水适量，用小火煎煮。可稍加食盐调味，除去药渣，饮汤吃肉。可分作 2～3 次服。本品具有补肝益血之功效，可用于贫血或血虚所致的头昏眼花、疲倦乏力以及产妇缺乳。

黑豆炖猪肉

黑豆 50 克，瘦肉 100 克。先将猪肉于水中煮开，弃汤，再与

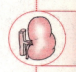

黑豆共炖至烂，加适当调味品，食肉饮汤。本品有补肾、利尿、健脾等作用。

韭菜，温肾行气的"起阳草"

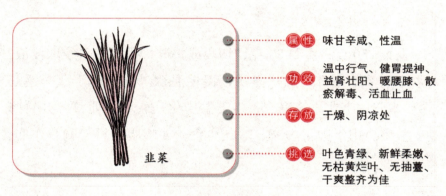

属性	味甘辛咸、性温
功效	温中行气、健胃提神、益肾壮阳、暖腰膝、散瘀解毒、活血止血
存放	干燥、阴凉处
挑选	叶色青绿、新鲜柔嫩、无枯黄烂叶、无抽薹、干爽整齐为佳

韭菜

韭菜，别名懒人菜、起阳草。属百合科多年生草本植物，以种子和叶等入药。除作菜用外，还有良好的药用价值。其根味辛，入肝经，温中，行气，散瘀，叶味甘辛咸，性温，入胃、肝、肾经，温中行气，散瘀，补肝肾，暖腰膝，壮阳固精。韭菜活血散瘀，理气降逆，温肾壮阳，有健胃、提神、止汗固涩、补肾助阳、固精等功效。适用于肝肾阴虚盗汗、遗尿、尿频、阳痿、阳强（男子阴茎异常勃起不倒数小时）、遗精等症，医药常常用于补肾阳虚，精关不固等，是男子、女子房事后常见病的最常用的食疗菜。

韭菜选购以叶直、鲜嫩翠绿为佳，这样的营养素含量较高。但需注意消化不良或肠胃功能较弱的人吃韭菜容易胃灼痛，故不宜多吃。此外，若不慎将石榴、土豆同食，韭菜水可以解毒。

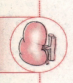

韭菜炒胡桃

核桃仁 30 克（去皮），先以芝麻油炒微黄，放入适量食盐，后入韭菜 120 克，炒熟食。此方源于《方脉正宗》。胡桃仁与韭菜同用，甘辛温润，温肾助阳之功更佳。用于肾虚阳痿、腰酸尿频等。

韭汁牛乳汤

韭菜 250 克，生姜 30 克，切段或捣碎，用纱布包绞取汁液；对入牛乳 250 毫升，加热煮沸，慢慢温服。此方源于《丹溪心法》。本方用牛乳补养胃气，生姜温中化痰止呕，韭菜汁开胃降逆、散瘀。用于脾胃虚寒、呕吐少食，或噎膈反胃、胸膈作痛、胃有痰浊淤血者。

核桃仁炒韭菜

核桃仁 50 克，韭菜、香油、食盐各适量。将核桃仁用香油炸黄，并将韭菜洗净，切成段后，放入核桃仁内翻炒，调入食盐即可。此方具有补肾助阳的作用，适用于早期阳痿患者。

核桃仁，肾虚遗精者补肾固精的良药

核桃仁，又名胡桃仁、胡桃肉，为胡桃科植物胡桃的干燥成熟种子。其味甘酸、性温，归肾、肺经。具有补肾温肺、润

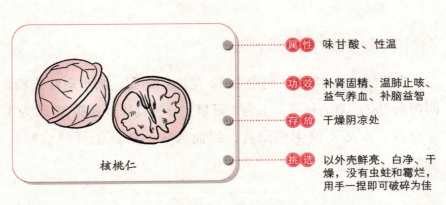

核桃仁

属性　味甘酸、性温

功效　补肾固精、温肺止咳、益气养血、补脑益智

存放　干燥阴凉处

挑选　以外壳鲜亮、白净、干燥，没有虫蛀和霉烂，用手一捏即可破碎为佳

肠通便之功效。可用于腰膝酸软，阳痿遗精，虚寒喘嗽，大便秘结。适合肾阳虚衰、腰痛脚弱、小便频数者。阴虚火旺、痰热咳嗽及便溏者不宜用。从中医学角度来看，养生讲究同类相求、以类取象，去掉核桃壳后，如果能获得一个完整的核桃仁，大家就能清晰地看到核桃仁像人的左右脑，所以，认为核桃能补脑。

事实上，关于核桃补脑现代科学也已经证实。现代营养学研究认为，核桃除去约50％的壳等废弃物后的净仁，含有63％的亚油酸、16.4％的亚麻酸，以及丰富的蛋白质、磷、钙和多种维生素，含有大量的不饱和脂肪酸，能强化脑血管弹力和促进神经细胞的活力，提高大脑的生理功能。而且核桃含磷脂较高，可维护细胞正常代谢，增强细胞活力，防止脑细胞的衰退。它有防止细胞老化，减少肠道对胆固醇的吸收，滋润肌肤、乌黑头发等功效，特别适合动脉硬化、高血压、冠心病人以及脑力劳动者多食。在日本，有的营养学家倡导学龄儿童每天吃2～3个核桃，能健脑、增强记忆力，对那些焦躁不安、少气无力、厌恶学习和反应迟钝的孩子很有帮助。

核桃仁粥

先将核桃仁 15 克、鸡内金 12 克捣烂如泥，加水研汁去渣。同粳米 100 克煮为稀粥。上为 1 日量，分顿食用。连服 10 天为 1 个疗程。本品不仅粥稠浓香，甜而入味，常食还可健脑补肾润肺。

蜂蜜核桃仁

蜂蜜 20 克，核桃仁 50 克。将生核桃仁洗净，焙干研细末，蜂蜜调匀，分次食用。本品有补肾益气之功效。适合肾气虚损型早泄，伴听力减退，头晕耳鸣，腰脊酸软，小便频数，面色㿠白者食用。

核桃仁鸡汤

公鸡 1 只，核桃仁 2 两，姜、葱、料酒各适量。把全部用料洗净放入锅内，加清水适量，武火煮沸后，改文火煲 2 小时，下盐调味食用。本品具有温肾补阳之功效，适于阳虚浮肿、肢软、畏寒、小便频数等肾阳不足者食用。

蚕蛹，益精助阳、乌须黑发的食药

蚕蛹，为蚕蛾科昆虫家蚕的蚕茧缫丝后留下的蛹体。中医学认为，本品味甘、咸、辛，性温，归脾、胃、肾经。有温阳补

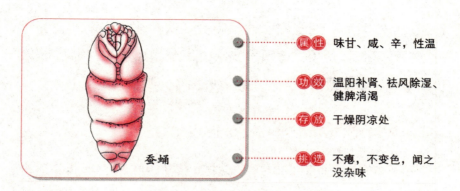

属性　味甘、咸、辛，性温

功效　温阳补肾、祛风除湿、健脾消渴

存放　干燥阴凉处

挑选　不瘪，不变色，闻之没杂味

蚕蛹

肾、祛风除湿、健脾消积之功，适用于肾阳亏虚，阳痿遗精，风湿痹痛，小儿疳积等。《备急千金要方》说它"益精气，强男子阳道，治泄精"。《本草纲目》记载："为末饮服，治小儿疳瘦，长肌，退热，除蛔虫；煎汁饮，止消渴。"

药理研究表明，蚕蛹对机体糖、脂肪代谢能起到一定的调整作用。白僵蚕蛹油有降血脂的作用；用蚕蛹油提纯品制成丸剂，用于治疗高胆固醇，对降低胆固醇和改善肝功能有显著疗效。适量食用蚕蛹，对高血压、高血脂、慢性肝炎及营养不良患者有较好的辅助治疗功效。据报道，日本等国已经从蚕蛹中生产出了α-干扰素，临床用于抗癌治疗。

这里要特别提醒大家的是，为预防蚕蛹中毒，一是要采购新鲜蚕蛹，不买、不食腐败变质的蚕蛹；二是食用蚕蛹前，必须充分加热，应先在沸水中煮 15 分钟再烹炒、油炸；三是少吃，未吃完的蚕蛹放置后，应彻底加热后再食用。

核桃炖蚕蛹

核桃肉 15 克，蚕蛹 80 克，肉桂 3 克。先将肉桂洗净，晒干或烘干，研成极细末。将蚕蛹洗净，晾干后略炒一下，与核桃仁同放入大碗内，加水适量，调入肉桂末，搅拌均匀，隔水炖熟，即成。可当点心，随意服食或早晚分 2 次分服。可以补益肝肾、健脑益智、温肺润肠、乌须黑发。适用于精血不足之腰膝酸软、夜尿频多、阳痿遗精、须发早白、肺结核、咳嗽等证。

蚕蛹炒韭菜

蚕蛹 50 克，韭菜 200 克，姜末、精盐、味精、素油等适量。将韭菜、蚕蛹分别洗净备用。炒锅置火上放入油，将沥净水的蚕蛹略炒，再放入韭菜段，加入姜末、精盐、味精翻炒均匀即可装盘上桌。可补气养血，温肾助阳，消除疲劳，抗衰老。适于高血脂、高血压、动脉硬化、阳痿遗精、便秘等患者食用。

蒸蛹肉

蚕蛹 50 克，精羊肉 150 克，核桃仁 100 克，调味品适量。将羊肉洗净，切片，与蚕蛹入油锅中略炒至变色后，放碗内，加核桃仁、葱花、姜末、食盐、猪脂、味精等，蒸熟服食。可补肾壮阳，适用于肾阳亏虚所致的阳痿、性欲减退等。

鸭，体质偏热者的保健食品

鸭肉，即鸭科动物家鸭的肉。家鸭又称鹜、家凫、舒凫。其味甘咸，性微凉，归脾、胃、肺、肾经。能补阴益血，清虚热，利水。多用于虚劳骨蒸发热、咳嗽痰少、咽喉干燥、血虚或阴虚阳亢、头晕头痛、水肿、小便不利等。民间还传说，鸭是肺结核

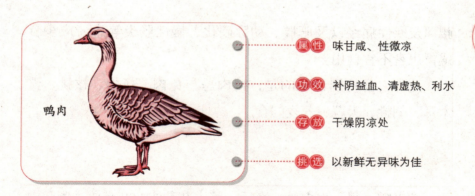

鸭肉

属性 味甘咸、性微凉

功效 补阴益血、清虚热、利水

存放 干燥阴凉处

挑选 以新鲜无异味为佳

病人的"圣药"。《本草纲目》记载：鸭肉"主大补虚劳，最消毒热，利小便，除水肿，消胀满，利脏腑，退疮肿，定惊痫"。

鸭是餐桌上的上乘肴馔，也是人们进补的优良食品。细心的人会发现，为什么人们都吃烤鸭，很少有炖鸭子，而鸡则很少烤着吃，而是炖的多呢？这跟烹饪有关系。古代养生，讲究烹饪应该和食物的性味相适应。拿鸡鸭来说。鸡，为陆地家禽，属于性温之物，温属于火性，而火性之物主发散，所以不能再拿来作什么烧烤之物食用，因为烧烤会发散其补益的作用，所以这里就违逆了食物的本性；鸭子，鸭肉的营养价值与鸡肉相仿，但在中医看来，鸭子吃的食物多为水生物，属寒性，而烧烤则可以驱寒之性，凡体内有热的人适宜食鸭肉，体质虚弱，食欲不振，发热，大便干燥和水肿的人食之更为有益。从这里也就不难明白北京乃至全国都在烤鸭而很少有人开烤鸡店的原因。

鸭肉是美食，一般人群均可食用。适用于体内有热、上火的人食用；同时适宜营养不良、产后病后体虚、盗汗、遗精、妇女月经少、咽干口渴者食用，发低热、体质虚弱、食欲不振、大便干燥和水肿的人，食之更佳；还适宜癌症患者及放疗化疗后、糖尿病、肝硬化腹水、肺结核、慢性肾炎浮肿者食用。但正如上面所说，素体虚寒，受凉引起的不思饮食，胃部冷痛、腹泻清稀，腰痛及寒性痛经以及肥胖、动脉硬化、慢性肠炎等患者应少食，感冒患者不宜食用。

此外，要特别说明的是，鸭肉忌与兔肉、杨梅、核桃、鳖、木耳、胡桃、大蒜、荞麦同食。

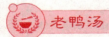

老鸭汤

取老鸭一只，去内脏洗净后，将中药芡实200克放进腹腔内，并加葱、姜、黄酒及清水适量，入砂锅，先以武火烧开，再改文火炖煮2小时，待肉酥即可食用。或用鸭与玉竹、枸杞子、黄精等中药共煮配餐食疗，尤对肾阴亏虚的糖尿病患者有效。

鸭肉海参汤

鸭肉200克，海参50克，食盐、味精各适量。将鸭宰杀，清水漂洗两次，取鸭肉切片；海参泡发涨透，切片。鸭肉和海参一并放在砂锅内，加适量清水，先用武火煮沸，再用文火炖煮2小时左右，注意加水，防止烧干。待鸭肉熟烂后停火。加食盐和味精调味。当点心或佐餐食用。本品可用于肝肾阴虚引起的头晕目眩、耳鸣健忘、腰膝酸软、五心烦热、盗汗遗精、小便赤热等病症。

海带炖鸭肉

鸭1只，去肠杂等切块；海带60克，泡软洗净。加水一同炖熟，略加食盐调味服食。鸭肉能补阴抑阳，属凉性，海带味咸凉，有降血压、降血脂的作用。故民间多用本品来防治高血压、血管硬化。

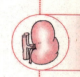

豆浆，老少皆宜的"植物奶"

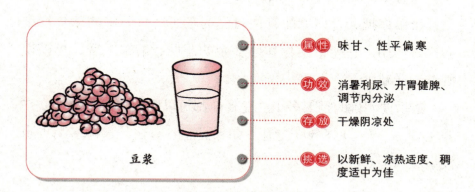

属性 味甘、性平偏寒

功效 消暑利尿、开胃健脾、调节内分泌

存放 干燥阴凉处

挑选 以新鲜、凉热适度、稠度适中为佳

豆浆

豆浆是将大豆用水泡后磨碎、过滤、煮沸而成，是中国人喜爱的一种饮品，还是一种老少皆宜的营养食品。中医理论认为，豆浆性平偏寒、味甘，滋阴润燥，"秋冬一碗热豆浆，驱寒暖胃保健康"，常饮豆浆，对身体大有裨益。据《延年秘录》记载，豆浆具有"长肌肤，益颜色，填骨髓，加气力，补虚能食"之功效。

现代营养学研究也证实，豆浆营养非常丰富，且易于消化吸收，是防治高血脂、高血压、动脉硬化、缺铁性贫血、气喘等疾病的理想食品。因其含有丰富的植物蛋白、磷脂、维生素 B_1、维生素 B_2 和烟酸，在欧美还享有"植物奶"的美誉。

鲜豆浆四季都可饮用。春饮豆浆可滋阴润燥、调和阴阳；夏饮豆浆可消热防暑、生津解渴；秋饮豆浆可解燥除烦、安心怡神；冬饮豆浆可祛寒暖胃、滋养进补。尽管豆浆早已成为百姓餐桌的一道靓饮，但喝豆浆却有不少讲究。

首先是泡豆。通常情况下，室温 20～25℃下浸泡 12 小时就可以让大豆充分吸水，但夏天为了防止豆浆的口味变差，建议放在冰箱里面泡豆。4℃冰箱泡豆 12 小时大约相当于室温浸泡 8 小时的效果。

然后是什么时间喝？最好在饭前喝，一杯豆浆下去，有膳食纤维给你把关，你就能管住自己的嘴了。豆浆中的膳食纤维有排毒作用，它能带出你体内多余的脂肪，清洁大肠，可以说既养颜又减肥。

最后要明确的是喝多少？三餐前都可以喝一杯，每次 250 毫升左右，一天 700～800 毫升。如果是五谷豆浆，那再多喝点也没事。

黄豆浆

黄豆 85 克，水 1200 毫升（容量可根据个人需要随意增减），糖适量。建议加 3～5 粒杏仁于用料中，则所熬豆浆更鲜、更浓。具有补虚、清热化痰、通淋、利大便、降血压、增乳汁之功效。

花生豆奶

黄豆 45 克，花生 30 克，牛奶 200 毫升，水 1200 毫升，糖适量。将黄豆浸泡约 12 小时，备用；把浸泡过的黄豆、花生放入豆浆机，加入适量水，打碎煮熟，再用豆浆滤网过滤后即可食用。此豆浆有补肾虚、益肺气、润肌肤之功效。

芝麻黑豆浆

黑豆 80 克，黑芝麻、花生各 10 克，水 1200 毫升，糖适量。

将花生与黑豆浸泡 6～16 小时，备用；将黑芝麻与浸泡过的花生、黑豆一起放入豆浆机，加入适量水，打碎煮熟，再用豆浆滤网过滤后即可食用。本品有滋补肝肾、乌发养发、润肤美颜、润肠通便、养血增乳之功效。

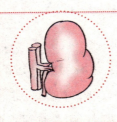

第三章

经穴与养肾，身体里的养肾大药

命要活得长，全靠经络养。人体经络的每一个穴位都是保养身体、调治疾病的灵丹妙药。就看大家会不会找到并使用它们。在肾经上敲敲打打就能轻松养肾，而且没有副作用。不仅如此，采摘那些长在肾经外的『野花』，也能强腰膝，固肾气，延年寿。

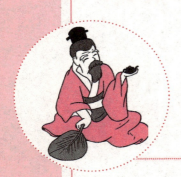

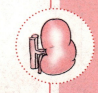

◉ 肾经，开在你身体里的养肾"药房"

◉ 肾经外的其他 6 个养肾大穴

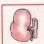 **肾经，开在您身体里的养肾"药房"**

　　十二条经脉，在人体内部，隶属于所对应的脏腑，每一条经脉对应一个脏腑，比如肝与肝经对应，肾与肾经对应。根据这一特点，我们能够发现一个养生保健的小窍门：保养人体内部的脏腑，可以通过刺激位于体表的与该脏腑对应的经络。比如说，保养肾，对位于体表的肾经进行刺激就能收到很好的效果。

　　那么如何利用肾经养肾护肾呢？最简单的方法就是用手掌或者按摩锤之类的工具沿着肾经循行的大致路线拍拍、敲敲，对肾经起到刺激作用就可以了。当然，也可以充分利用肾经上的穴位，涌泉穴、太溪穴、然谷穴、大钟穴、复溜穴就是这类来自身体的养肾"大药"。

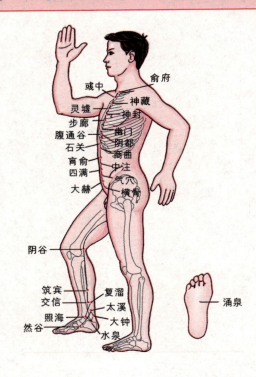

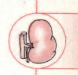

涌泉穴，肾精充足的"长寿大穴"

涌泉穴，肾经井穴。涌，外涌而出。泉，泉水。意指体内肾经的经水由此外涌而出体表，灌溉周身各处，故名。

主治肾虚性神经衰弱、精力减退、倦怠感、小便不利、大便难、头晕、眼花，以及高血压、糖尿病和怕冷症、肾病等。

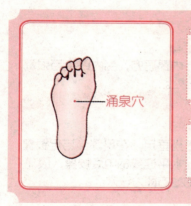

涌泉穴

【精确定位】
在足底部,卷足时足前部凹陷处,约当第2、3趾趾缝纹头端与足跟连线的前1/3与后2/3交点上。

【简易取穴】
取穴时,可采用正坐或仰卧,跷足屈趾,足底前1/3处凹陷处,按压有酸痛感即为该穴。

【一按就灵】

用热盐水浸泡双侧涌泉穴。热水以自己能适应为度，加少许食盐，每日临睡觉前浸泡15～30分钟。然后盘腿而坐，用双手按摩或屈指点压双侧涌泉穴，力量以该穴位达到酸胀感觉为宜，每次50～100下。长年坚持，自然会增强肾功能，防治脱发、白发。

【养肾说明】

人有四根，即耳根、鼻根、乳根和脚根，其中以脚根为四根之本。涌泉穴为起始于足底的肾经第一穴。不仅对肾病具有防治作用，同时还是人体养生、防病、治病、保健的大穴，常按可以增强体质，使人体精力旺盛。

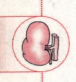

太溪穴，长在身体里的"壮阳药"

太溪穴，肾经腧穴、原穴。太，大。溪，溪流。意指肾经水液在此形成较宽大的浅溪，故名。

主治肾虚引起的遗精、阳痿、小便频数、腰脊痛、下肢厥冷、齿痛、耳聋、耳鸣、气喘、月经不调、失眠、健忘等病症。

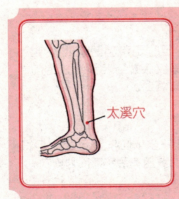

太溪穴

【精确定位】

在足内侧，内踝后方，当内踝尖与跟腱之间的凹陷处。

【简易取穴】

取穴时，正坐垂足，在足踝尖与足跟腱（足跟大筋）水平连线的中点按揉，酸痛胀最明显的地方即为该穴。

【一按就灵】

用拇指指腹由上往下刮此穴，每日早晚各一次，左右足各刮2分钟左右即可。需要说明的是，按摩讲究"左病治右，右病治左"。如果左太溪穴感觉很痛，说明右肾有疾，右边类同。

【养肾说明】

太溪穴为足少阴之原穴，足少阴肾经气血通过该穴向外传输。故此穴既可益阴，又能补阳。中医认为肾开窍于耳，肾的精气上通耳窍，耳的听觉与肾精气盛衰有密切的关联。肾精气充沛，则听觉敏捷。所以，老年人常按此穴可以防治耳鸣、听力减退等病症。

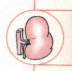

然谷穴，远离遗尿、遗精及糖尿病

然谷穴，肾经荥穴。然，同燃。谷，两山所夹空隙。意指肾经外涌的地部经水在此大量气化，经水如同被燃烧蒸发一般，故名。

主治遗精、阳痿、小便不利、泄泻、下肢痿痹、胸胁胀痛、咳血、月经不调、阴挺、阴痒等症。

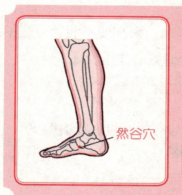

然谷穴

【精确定位】
在足内侧缘，足舟骨粗隆下方，赤白肉际。

【简易取穴】
脚内侧，足弓弓背中部靠前的位置，可以摸到一个骨节缝隙。

【一按就灵】

用拇指用力往下按，按下去后马上放松。穴位周围乃至整个腿部的肾经上都会有强烈的酸胀感，但随着手指的放松，酸胀感会马上消退。等酸胀感消退后，再按上面的方法按，如此重复10~20次。

【养肾说明】

然谷穴是升清降浊、平衡水火的首选穴位，对肾水充盈很有帮助，有专治阴虚火旺之力。而且然谷还含有"燃烧谷物"的意思，可以增强脾胃功能，促进胃里食物更好消化。因此，推拿然

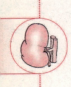

谷，可以让人很快产生饥饿感，同时还能治疗过度饮食后的不适。

大钟穴，通调二便、强腰壮骨的要穴

大钟穴，肾经络穴。大，巨大。钟，古指编钟，其声浑厚洪亮。意指肾经经水在此如瀑布从高处落下流落低处，如瀑布落下一般，声如洪钟，故名。

主治腰脊强痛、痴呆、嗜卧、足跟痛、大小便不利、月经不调等症，肾精上注于脑，还能起到醒神健脑的作用。

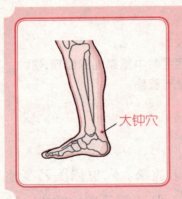

大钟穴

【精确定位】
在足内侧，内踝下方，当跟腱附着部的内侧前方凹陷处。

【简易取穴】
正坐或仰卧位，平太溪下0.5寸，当跟腱附着部的内侧凹陷处取穴。

【一按就灵】

用指腹按住此处6秒钟，然后慢慢松开，如此反复按压，不拘时做。配郄门穴可以治疗惊恐畏人、神气不足；配太溪、神门治心肾不交之心悸、失眠；配行间治虚火上炎之肾虚易惊；配鱼际治虚火上炎之咽痛。

大钟穴为肾经上的穴位，我们刺激此穴，就可以补充肾气。肾气足了，气化功能就会增强，精上注于脑，大脑和小脑的功能也会增强，我们就会才思敏捷、心灵手巧。此外，大钟穴为肾经的络穴，即联络之穴，意思是它像一座桥梁可以沟通表里两经。肾与膀胱相表里，又与膀胱相通，所以大钟穴还同时具有调节肾经和膀胱经的作用。

复溜穴，敲敲打打保肾一方平安

复溜穴，肾经经穴。复，再。溜，悄悄地散失。意指肾经的水湿之气在此再次吸热蒸发上行，气血的散失如溜走一般，故名。

主治泄泻、水肿、盗汗、腰脊强痛、腿肿、足痿等症。

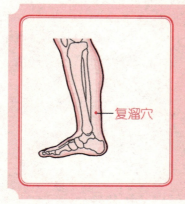

复溜穴

【精确定位】
在小腿内侧，太溪直上2寸,跟腱的前方。

【简易取穴】
正坐或仰卧,先取太溪(足内踝尖与跟腱连线中点),于其直上2寸,当跟腱之前缘处即是该穴。

【一按就灵】

将拇指腹按在复溜穴处，食指放于适当部位，对拿左右侧复

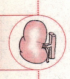

溜穴各 36 次为一遍，交替揉拿至局部有温热感为宜。

【养肾说明】

复溜穴有补肾滋阴、利水消肿、改善整个肾功能的作用，不仅如此，复溜穴还是治疗水液失调的要穴，就像城市下水道的工人一样，掌管着"二便"。现在有很多老年人，半天解不出小便来，其实是肾气不足的原因，气血没有力气往下走，不能进行全身循环，实现不了全身物质的交换，这些问题都可以通过按摩复溜穴解决。

肾经外的其他 6 个养肾大穴

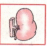
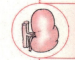

养肾、护肾不能仅仅局限在肾经之上，此外，还有很多补益肾气大穴，比如，关元穴是贮藏精血的"阀门"；气海穴是人体生命动力的"元阳之本"；肾俞穴是振奋人体正气的要穴；命门穴是强腰膝名副其实的"门户"；而足三里则是胜吃老母鸡的补药。此外，三阴交，更因为三阴经交汇而成为保健名穴。

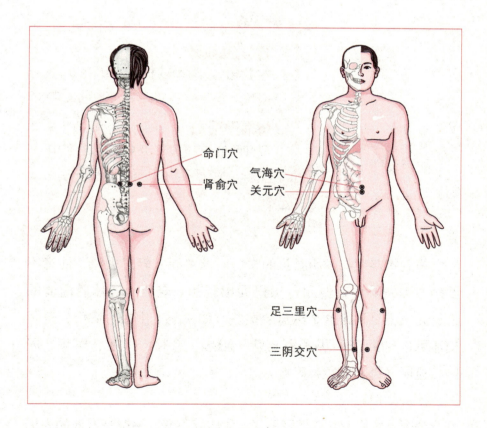

命门穴

肾俞穴

气海穴

关元穴

足三里穴

三阴交穴

关元穴，男子藏精女子蓄血的"阀门"

关元穴，足三阴、任脉之会。关，关卡。元，元首。意指任脉气血中的滞重水湿在此被冷降于地，只有小部分水湿之气吸热上行，如同天部水湿的关卡一般，故名。

主治虚劳冷惫、小便不利、尿频、尿闭、遗精、白浊、阳痿、早泄、恶露不止、胞衣不下等病症。

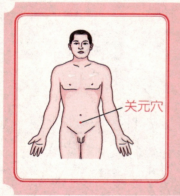

关元穴

【精确定位】

在下腹部,前正中线上,当脐中下3寸。

【简易取穴】

取仰卧位,在下腹部,正中线上,肚脐中央向下4横指处即为该穴。

【一按就灵】

将五指略翘起，用温热的掌心对准关元穴轻轻去摩，注意不要用力去按。一直做到丹田里面出现热。老年人、体质虚弱的人、元气不足的人这个感觉会慢些。如果配上中极、命门、三阴交还可以辅助调治男子不育症、阳痿、遗精、早泄、尿频、尿闭、遗尿（肾阳虚衰）等症。

【养肾说明】

一个人生长、发育得好不好，体质好不好，关键是看他的先天元气。秉受于父母的叫做先天的肾气，呼吸当中的叫做呼吸之气，通过脾胃消化而来的叫做水谷精微之气。这些气最后都要汇聚在一起，下沉于丹田，这就是元气了。关元穴是关藏全身元气的住所，经常用劳宫穴按摩关元穴，能够补先天元气，抵御邪气，提高免疫力。

气海穴，人体生命动力的"元阳之本"

气海穴，任脉。气，气态物。海，大。意指任脉水气在此吸热后气化胀散而化为充盛的天部之气，本穴如同气之海洋，故名。

主治大便不通、遗尿、遗精、阳痿、疝气、月经不调、痛经、脏气虚惫、形体羸瘦、四肢乏力等病症。

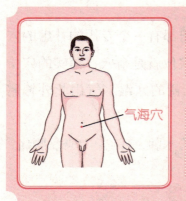

气海穴

【精确定位】
在下腹部,前正中线上,当脐中下1.5寸。

【简易取穴】
取穴时,可采用仰卧的姿势,人体的下腹部,肚脐中央向下2横指处即是该穴。

【一按就灵】

刺激此穴时，要与呼吸相结合，先排空大小便，换上宽松的衣服，放松腹部。然后用手抵住气海，徐徐用力下压，同时深吸一口气，缓缓吐出，6秒钟之后，再恢复自然呼吸，如此不断地重复，可以很好地填精补肾，让人每天都有饱满的精力。或以右

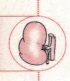
掌心紧贴于气海的位置，照顺时针方向分小圈、中圈、大圈，按摩100～200次。再以左掌心，用逆时针方向，如前法按摩100～200次，按摩至有热感。

【养肾说明】

百川归大海，人身之中，诸气会聚才能享有"气海"的美誉。古代医家对气海穴的作用也是十分重视的，认为丹田之气由精产生，气又生神，神又统摄精与气。精是本源，气是动力，神是主宰，丹田（气海）内气的强弱，决定了人的盛衰存亡。因此，常按气海穴可收到益肾壮阳、增补元气的功效。

肾俞穴，振奋人体正气的要穴

肾俞穴，肾的背俞穴（每一个脏腑都有一个专用的补虚的穴位和一个专用的泻实的穴位，补虚的穴位就是俞穴，泻实的穴位就是募穴）。肾，肾脏。俞，输。意指肾的寒湿水气由此外输膀胱经，故名。

主治遗尿、遗精、阳痿、月经不调、水肿、耳鸣、耳聋、腰痛。

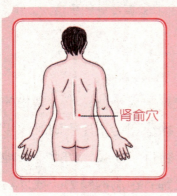

肾俞穴

【精确定位】

在腰部，当第2腰椎棘突下，旁开1.5寸。

【简易取穴】

人体背部与肚脐眼正对的位置就是第2腰椎，在第2腰椎棘突下向左或者向右量取1.5寸（中指、食指并拢后的宽度）就是该穴。

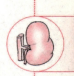

【一按就灵】

双掌摩擦至热后，将掌心贴于肾俞穴，如此反复 3～5 分钟；或者直接用手指按揉肾俞穴，至出现酸胀感，且腰部微微发热。此方法适合所有的人，不仅用脑多、不爱动的人应该经常做一做。中老年人经常做，对养生也大有帮助。

【养肾说明】

肾俞穴是背俞穴之一。背俞穴是五脏六腑之精气输注于体表的部位，是调节脏腑功能、振奋人体正气的要穴。《类经》中说："十二俞皆通于脏气。"背俞穴都分布在腰背部膀胱经上，各脏腑的背俞穴与相应的脏腑位置基本对应。肾俞穴所处的位置与肾所在部位也是对应的，为肾之气输通出入之处。因此，肾俞穴对于肾的功能有着非常重要的保健作用。

命门穴，强腰膝、固肾气的"门户"

命门穴，督脉。命，人之根本。门，出入的门户。意指脊骨中的阴性水液由此外输督脉，本穴外输的阴性水液有维系督脉气血流行不息的作用，为人体的生命之本，故名。

主治虚损腰痛、遗尿、尿频、泄泻、遗精、阳痿、早泄、头晕耳鸣、惊恐、手足逆冷。

【养肾说明】

命门穴的养肾功能包括养肾阴和养肾阳两方面。中医认为命门蕴藏先天之气，内藏真火——人体的阳气，火衰的人会出现四肢清冷、五更泻的问题，睡觉时也总是不暖和。经常按摩命门穴

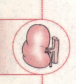

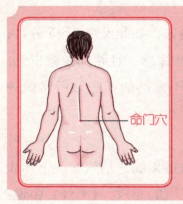

命门穴

【精确定位】
在腰部,当后正中线上,第2腰椎棘突下凹陷中。

【简易取穴】
命门穴和我们的肚脐眼是前后相对的,因此,以肚脐为中心围绕腰部做一个圆圈,这个圆圈与背后正中线的交点处就是该穴。

可强肾固本,温肾壮阳,强腰膝,固气,能治疗腰部虚冷疼痛、遗尿、腹泻,男性遗精、阳痿,以及女性的虚寒性月经不调、习惯性流产等证,并能延缓人体衰老。

足三里穴,养肾补肾的保健大穴

足三里穴,足,指穴所在部位为足部,别于手三里穴之名也。三里,指穴内物质作用的范围也。该穴名意指胃经气血物质在此形成较大的范围,本穴物质为犊鼻穴传来的地部经水,至本穴后,散于本穴的开阔之地,经水大量气化上行于天,形成一个较大气血场,如三里方圆之地,故名。

主治胃痛、呕吐、噎膈、腹胀、泄泻、痢疾、便秘、乳痈、肠痈、下肢痹痛、水肿、癫狂、脚气、虚劳羸瘦。

【一按就灵】

刺激足三里穴的方法除了用手进行按揉外,也可以用一个小按摩锤之类的东西进行敲击,力量以产生酸胀感为宜,每次5～

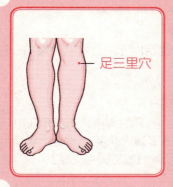

【精确定位】

在小腿前外侧，当犊鼻下3寸，距胫骨前缘一横指（中指）。

【简易取穴】

取站姿，把手张开，虎口围住同侧髌骨上外缘，其余四指向下，中指指尖所指之处就是足三里穴。

足三里穴

10分钟便可。

【养肾说明】

肾为"先天之本"，脾胃为"后天之本"。按摩足三里穴能够促进气血运行，起到温中散寒、健脾补胃的作用，对五脏六腑有充养作用。而肾的精气有赖于水谷精微的培育和充养。所以，要想肾安康，必须脾胃调和，以达到补益气血、扶正培元的作用。

三阴交穴，三阴经交汇的养生名穴

三阴交，足太阴、少阴、厥阴经交会穴。三阴，足三阴经。交，交会。意指足部的三条阴经中气血物质在本穴交会，故名。

主治遗精、阳痿、遗尿、疝气、失眠、冠心病、中风及其后遗症等病证。此外，妇女一切经、带、胎、产病症，均可按摩三阴交穴，可收祛病健身效果。

【一按就灵】

每天晚上5—7时，肾经当令之时，用力按揉每条腿的三阴交

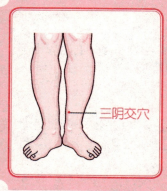

三阴交穴

【精确定位】

在小腿内侧,当足内踝尖上3寸,胫骨内侧缘后方。

【简易取穴】

取穴的时候正坐,把除拇指外的其余四指并拢,小指下缘紧靠内踝尖上,食指上缘所在水平线与胫骨后缘的交点就是。

穴各 15 分钟左右，能促进人体气血畅通，使得面色红润，睡眠踏实，成就紧致肌肤。

【养肾说明】

　　此穴为足太阴脾经、足少阴肾经、足厥阴肝经交会之处，因此应用广泛，除可健脾益血外，也可调肝补肾、安神之效，帮助睡眠。

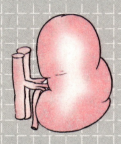

YANGSHEN SHI JIANKANG DE GENBEN

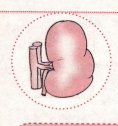

第四章

中药与养肾，
阴阳相宜中医施药

中国人有补肾情结，男人尤其如此，这其中选取中药更成为很多人的上上之选。中药不一定名贵，选对了就能成为养肾的天然好药。中医认为，肾虚有阴阳之分，那么，肾阳虚该怎么选用中药，肾阴虚又该在茫茫中药中作何选择？这里各选取5种经过验证的补虚佳药，在医生指导下，对症而用，必能远离肾虚，让身体更强壮。

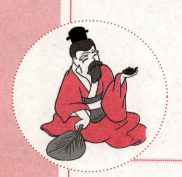

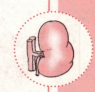

阴阳两虚，养肾各取所需

> 　　阴阳两虚，养肾各取所需。世间万物都是由阴阳组成的，人体的肾当然也不例外，所以同样是肾虚，有的人呈现怕冷、手脚凉、精神不振、腰膝酸冷、凌晨腹泻，或者便秘、小便清长或余沥不尽、尿少、夜尿频多，身浮肿，腰以下尤甚，发质干枯、断裂、脱落、白发，记忆力减退等肾阳虚症状；有的人则出现腰膝部位酸痛、头晕或耳鸣、听力下降、口干咽燥、烦热、手足掌心发热、晚上出汗、大便干结、男子遗精、脉搏细弱无力或脉搏细弱快速、舌体红、舌苔少等症状。那么这两种人的养肾方法又各是什么呢？

肾下开窍于二阴，小便失禁肾阳虚

　　几天前去健身，在跑步机上放肆地享受着飙汗的快感，让自己的身体出汗，让毛细血管都充分打开，尽情地排泻身体中的毒素，我想生活中没有比出汗更好的排毒方法了，正在这个时候，我的瑜伽教练来找我，我笑着和她打招呼："林教练，是不是来拷问我上周没有练习瑜伽的原因啊？我上周实在是太忙了，忙得忘记了时间，看在我是第一次逃课的份上就饶了我吧？""饶你？想得美。不过也不是没有可能，这是我的表妹，也是健身教练，她最近有些难言之隐。我想到了你，你给看看？""林教练，你居

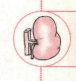

然以权谋私？不过你交代的事情，我一定认真完成。"我一边说着，一边上下打量着林教练的表妹：辣妹装把本就玲珑有致的身材衬托得更加完美，虽然精致的妆容把精神不佳遮掩了，但我还是从她的眼神中看到了一丝委靡。"我们去休息室吧，那里人比较少。"她们二人点了点头。

在休息室中坐定我问道："有什么事情？""还是让她自己对你说吧？"林教练欲言又止。"你好，叫我小梅就好了。"我点点头，示意让她接着说："是这么回事，我今年春节刚结婚，婚后不久就开始感到手脚发凉，一直以为是因为天气冷的原因，你知道北京这个地方，春天也很

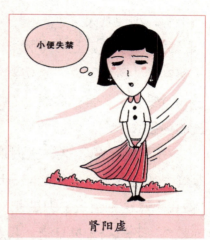

小便失禁

肾阳虚

冷。"我点头表示赞同，她接着说："可是后来我的腰也开始痛，并且很凉，不管我穿多少衣服，这种情况似乎都没有什么改变，但是我一直没有在意，直到最近，我的小便失禁了，我本身是瑜伽健身教练，一整套瑜伽动作没有等到做完，就感觉裤子潮湿，我从网上查询了一下，说我是肾阳虚，可能导致不孕……"说到这里她哽咽了，我轻拍着她的肩膀："别担心，你这是典型的肾阳虚的症状，但是也没有网上说得那么玄。"

《黄帝内经》认为："肾与膀胱相表里，下开窍于二阴。"肾分阴阳，肾阳被称做"真火""命门之火"等名称，是肾功能的动力，也是人体热能的源泉，肾阳不足，自然我们的手脚会冰凉，腰也会感觉到冷，"肾开窍于二阴"，这其实就是指肾与膀胱相表里。肾是作强之官，肾精充盛则身体强壮，精力旺盛；膀胱是州

都之官，负责贮藏水液和排尿。它们一阴一阳，一表一里，相互影响。"肾主水"，是管理水液代谢的，这一功能的产生，又和命门之火的气化功能有关。故在肾功能正常的情况下，水液的分布、排泄才能各走其道。小便之利与不利，与肾也有密切关系。如肾阳不足，导致肾气不固，命门火衰，不能很好地引导小便利与不利，小便就失禁了。一些人受到突然的惊吓，往往会小便失禁，通俗的说法就是吓得屁滚尿流。为什么人受到惊吓就会尿裤子呢？《内经》里说"恐伤肾"，就是说巨大的恐惧对内会伤害肾，肾受到了伤害就会通过膀胱经表现出来，于是便有了屁滚尿流的现象。

"小梅刚结婚不久，蜜月期间，夫妻生活比较频繁，加上又是健身教练，本身消耗的阳气比较多，所以很容易造成肾阳虚。""像我表妹这种情况，只要把肾阳补上去了，就没有问题了吗？"林教练一脸兴奋地插话道。我点点头。

肾与膀胱相表里，小便短黄肾阴虚

我们对肾阳虚大致有所了解，可是我们知道人的体质按阴阳分为阳虚和阴虚，肾阴虚的人是什么样子的呢？

医道虽繁却可以一言以蔽之者曰："阴阳而已。"我们知道肾有阴阳二气，阳气像太阳，温暖着我们的身体，是我们生存的命门，所以很多武侠小说中的大侠在练习武功的时候都感到腰部有火球燃烧着。而阴气就像雨水，滋润着身体的每一个角落，使它们不再干燥。阴阳之间的对立制约、互根互用并不是一成不变

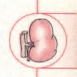

的，而是始终处于变化过程中，在变化中达到动态的平衡；而变化是绝对的，动态平衡则是相对的。比如白天阳盛，人体的生理功能就以兴奋为主；而夜间阴盛，机体的生理功能相应的就以抑制为主。从子夜到中午，阳气渐盛，人体的生理功能逐渐由抑制转向兴奋，即阴消阳长；而从中午到子夜，阳气渐衰，则人体的生理功能由兴奋渐变为抑制，这就是阳消阴长。原本的阴阳两气是平衡的，但是由于环境、生活压力等多方面的原因，使得阴阳之气失去了平衡，有的人肾阳气势力较强，打败了肾阴气，人体则出现肾阴虚。太阳打败了雨水，那意味着什么？你的身体正在变成撒哈拉沙漠。一眼望不到边的沙漠，太阳像火炉一样炙烤着企图通过这里的人们，没有水，感觉嗓子已经快发炎了，心情也莫名地烦躁起来。

　　李女士刚过 45 岁，最近感觉自己怪怪的，因为她经常感到口干、眼干、鼻干，总想喝水，但饮水又不能解渴，所以来找我解决问题，我看了她的舌头，当她伸出舌头时，只见舌红如镜面一样光亮，一点舌苔都没有，舌的中间还有许多的裂纹，我又问了她的小便，她红着脸告诉我说："很黄，很短。"我判断她是肾阴虚。看着她一头雾水，我接着说："阴液不足，阳热失去了对手，势力急速增加，范围也不断扩大，因此'阴虚则热'，这样的人比常人怕热，但是比较耐寒，手足心热，容易上火，比较爱出汗。阴虚因为水分少了，鲜花失去水分会枯萎，人失去水分会口干、大便干燥、小便短黄，喜欢喝冷饮，会感到很舒服。体液减少，机体得不到及时的滋润，所以皮肤较干。身体水分减少，体热增加，则火气上升，会感到急躁易怒，晚上失眠多梦、容易醒。晚上本来是阴气当道的时间，但是体内阳热较多，大过于阴气，阳气就要蒸发，身体就偷偷地出汗，称之为'盗汗'。"听了我说的话，她边点头边说："确实就是你说的这种情况，我完全相信中医了，本来我来是抱着试试看的心情，现在我完全信服了。"

经过一段时间的滋阴补肾，她的症状不但消除了，舌苔也恢复了正常。现在我们已经成为了好朋友。在这里我也很想感谢中医，因为是它让我认识了好多可爱的朋友。

肾为气之根，气血亏损需养肾

中医学认为"肾"与肺及血循环系统有密切联系，如《灵枢·经脉篇》说："肾足少阴之脉……其直者，从肾上贯肝膈入肺中，循咽喉、挟舌本。其支者，从肺出络心，注胸中。"这说明肾经同主气的肺和主血脉的心是联贯在一起的。中医认为"气为血之帅，血为气之母"，"气"和"血"是紧密相关的。肾则统一"气、血"而主纳气。清代林佩琴在《类证治裁》中更是直接提出"肺为气之主，肾为气之根，肺主出气，肾主纳气"。

正常的呼吸运动是肺肾之间相互协调的结果。所以说："肺为气之主，肾为气之根，肺主出气，肾主纳气，阴阳相交，呼吸乃和"。肾主纳气，对人体的呼吸运动具有重要意义。只有肾气充沛、摄纳正常，才能使肺的呼吸均匀、气道通畅。如果肾的纳气功能减退，摄纳无权，吸入之气不能归纳于肾，就会出现呼多吸少、吸气困难、动则喘甚等肾不纳气的病理变化。所以，咳喘

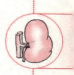

之病，"在肺为实，在肾为虚"，初病治肺，久病治肾。肾主纳气，是肾的封藏作用在呼吸运动中的体现。故曰"化精，为封藏之本"。只有肾气充沛，摄纳正常，才能使肺的呼吸均匀，气道通畅。如果肾的纳气功能减退，摄纳无权，吸入之气不能归纳于肾，就会出现呼多吸少、吸气困难、动则喘甚等肾不纳气的病理变化。所以，咳喘之病"在肺为实，在肾为虚"，初病治肺，久病治肾。

"肾主纳气"，纳为固摄、受纳的意思。肾主纳气，是指肾有摄纳肺吸入之气而调节呼吸的作用。人体的呼吸运动，虽为肺所主，但吸入之气，必须下归于肾，由肾气为之摄纳，呼吸才能通畅、调匀，"气根于肾，亦归于肾，故曰肾纳气，其息深深"。所以习武之人讲究气归丹田，就是要把吸入的空气引到肾中。丹田二字，笼统地说是指从脐下到耻骨这一范围，前列腺、睾丸、女子卵巢、肾亦在其附近，它们统统包括于中医所说的"肾"这一概念之内。人的生长、发育、壮大、衰老等过程，是与肾息息相关的，即是与生殖、泌尿、内分泌的功能紧密相关的。通过腹式呼吸、膈肌上下运动和提肛缩肾的练习，可明显增强这部分脏器的功能，延迟衰老，也就补充了我们肾的能力。产生肾上腺皮质激素的功能增强后，人就可能变得精力充沛，抵抗外来风寒湿热的能力增强。丹田是生气之源，先从丹田结成气丘，然后即沿经络运行，形成人体经络场。所以练丹田者，可起"补肾"之功，肾气足而后身体健康。气沉丹田时的腹式呼吸，使膈肌与腹肌力量增强，加大腹压变化，改善腹腔血液循环，减少体内瘀血，可大大改善心脏的工作。练武之人身体之所以强健，与气归丹田有很大的关系。

呼吸是人的一种正常的生理现象，同时又是重要的养生之道。人的生命在一呼一吸之间承载着巨大的能量。但是看看我们现代人的呼吸吧，很多人呼吸太短促，往往没有达到真正的气归丹田，新鲜的空气甚至还没有到达肺叶的末端，就被匆匆地呼气了，这样等于没有吸收到新鲜空气中的有益成分！所以我建议大家多多使用腹式呼吸，使气归丹田。

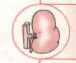
肾阳虚，是肾虚损表现的证候。多由素体阳虚，以及房劳过度或年老久病伤肾等因素引起的。临床表现为腰膝酸痛，畏寒肢冷，尤以下肢为甚，头目眩晕，精神委靡，面色白；或黧黑，舌淡胖苔白，脉沉弱；或阳痿，早泄，妇女宫寒不孕，或大便久泄不止，完谷不化，五更泄泻；或浮肿，腰以下为甚，按之凹陷不起，甚则腹部胀痛，心悸咳喘。

宜选中药：肉桂、巴戟天、仙茅、杜仲、锁阳等。

肉桂，温煦脾肾，调治虚寒病证

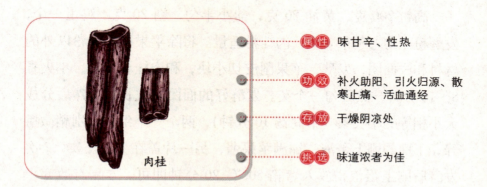

属性	味甘辛、性热
功效	补火助阳、引火归源、散寒止痛、活血通经
存放	干燥阴凉处
挑选	味道浓者为佳

肉桂

肉桂，肉桂与桂枝同生于桂树，肉桂为桂树皮，桂枝为桂树嫩枝。二者皆有温营血、助气化、散寒凝的作用。但二者功效略有区别。桂枝长于发表散寒，振奋气血，主上行而助阳化气，温

第四章 中药与养肾，阴阳相宜中医施药

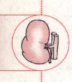

通经脉。而肉桂性大热，味辛、甘。归肾、脾、心、肝经，长于温里止痛，入下焦而补肾阳。有补火助阳、引火归源、散寒止痛、活血通经之功效。主治阳痿、宫冷、心腹冷痛、虚寒吐泻、经闭、痛经等病症。

日常生活中，喜欢浪漫的青年男女或者是阳痿初期患者，都可以利用肉桂做"催情剂"。将肉桂精油3滴滴于香熏炉中，点燃香熏炉，让徐徐散发的香熏分子充满空气中，制造一个浪漫温馨、充满异国情调的气氛。对于阳痿患者者，可用肉桂精油3滴加上5毫升甜杏仁油，按摩身体。

羊肉肉桂汤

将6克桂皮放在1斤左右的炖羊肉中，炖熟之后，无论吃肉还是喝汤，都可以起到温中健胃、暖腰膝、治腹冷、气胀的作用。

肉桂苹果派

高粉200克，黄油20克，盐小半勺，糖20克，鸡蛋一个，发酵粉一勺，苹果3个，肉桂粉适量。将除苹果和肉桂粉以外的材料和成面团，发酵，苹果削皮切小块，和肉桂粉拌匀，小火煮8～10分钟，然后勾一个芡。发酵好的面团擀成长条，然后分成大小相等的小长条（中间饧10分钟），两个一个组，分别稍微擀开，下面的刷上蛋液，铺满苹果酱，另一片盖在上面压实。2次发酵后刷上蛋液，放入烤箱200℃ 20分钟即可。本品有散寒止痛、补火助阳、活血通经之功效。

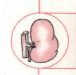

巴戟天，鼓舞阳气的壮阳专家

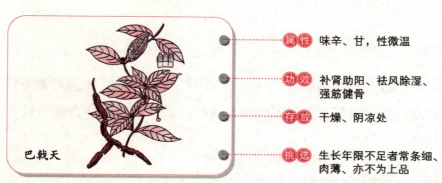

巴戟天

属性	味辛、甘，性微温
功效	补肾助阳、祛风除湿、强筋健骨
存放	干燥、阴凉处
挑选	生长年限不足者常条细、肉薄、亦不为上品

巴戟天，本品为双子叶植物茜草科的干燥根。根呈扁圆柱形，略弯曲。味辛、甘，性微温。归肾、肝经。具有补肾助阳、祛风除湿、强筋健骨之功效，主治阳痿遗精、宫冷不孕、月经不调、小腹冷痛、风湿痹痛、筋骨萎软等。《药性论》中载其有："治男子梦交泄精，强阴，除头面中风，主下气，大风血癞。"

本品适宜身体虚弱、精力差、免疫力低下、易生病者。凡火旺泄精、阴虚水乏、小便不利、口舌干燥者皆禁用。因药性相反，巴戟天不能与雷丸、丹参相用。此外，本品属温阳之品，如有口渴口喑、小便黄赤等热性症状，不宜服用。

🍵 巴戟天饮

巴戟天、熟地黄各 10 克，人参 4 克（或党参 10 克），菟丝子、补骨脂各 6 克，小茴香 2 克。水煎服，每日 1 剂。本品可收补肾壮腰之效，适合老人衰弱，足膝萎软、步履困难者食用。

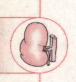

🏆 巴戟参子汤

巴戟天、党参、覆盆子、菟丝子、神曲各 9 克，山药 18 克。水煎服，每日 1 剂。本品适合男子阳痿、早泄，女子宫寒、不孕者，常服有效。

🏆 巴戟茱萸饮

巴戟天、山茱萸各 30 克。水煎服，每日 1 剂。本品可调理肾病综合征。对具有典型库欣综合征症状的儿童肾病综合征有较好疗效。

🏆 巴戟核桃汤

巴戟天 30 克，核桃仁 20 克，装入猪膀胱内，隔水炖熟后食服。可调治遗尿、小便不禁等症。

仙茅，温肾阳、壮筋骨之专药

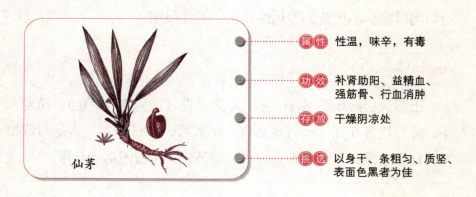

仙茅

属性 性温，味辛，有毒

功效 补肾助阳、益精血、强筋骨、行血消肿

存放 干燥阴凉处

挑选 以身干、条粗匀、质坚、表面色黑者为佳

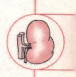

　　仙茅，其叶似茅，根状茎久服益精补髓，增添精神，故有仙茅之称。仙茅性温，味辛，有毒。入肾、肝经。具有补肾助阳、益精血、强筋骨和行血消肿的作用，主治阳痿精冷，小便失禁，崩漏，心腹冷痛，腰脚冷痹，痈疽，瘰疬，阳虚冷泻。

　　日常生活中用，可以自己采集，2—4月发芽前或7—9月苗枯萎时挖取根茎，洗净，除去须根和根头，晒干，或蒸后晒干。如果家中自制，贮藏需置干燥处、防霉、防蛀。

🏅 仙茅炖肉

　　仙茅、金樱子各15克，羊肉250克。前二药用纱布包扎，羊肉切块，一同煨炖熟，以姜、盐调味。去纱布，饮汤食肉。本方以仙茅补肾壮阳，金樱子固精缩尿，羊肉温补肾阳。可用于肾虚阳痿、耳鸣头昏及遗精尿频。

🏅 仙茅桂枝汁

　　仙茅15克，薏苡仁30克，桂枝9克，细辛3克，木瓜9克，茭瓜兜60克。水煎浓汁，冲鸡蛋2个服用。主治肾虚腰痛。

🏅 仙茅五加皮酒

　　仙茅、淫羊藿、五加皮各30克。用白酒约500毫升浸渍。每次饮1小杯。本方以三药共奏补肝肾、强筋骨、祛风湿之功。用于久患风湿，肝肾不足、腰膝酸软、筋脉拘挛、肾虚阳痿或宫寒不孕。

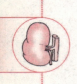
杜仲，善治肾虚、腰腿疼痛的良药

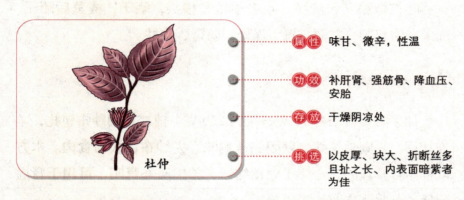

属性 味甘、微辛，性温

功效 补肝肾、强筋骨、降血压、安胎

存放 干燥阴凉处

挑选 以皮厚、块大、折断丝多且扯之长、内表面暗紫者为佳

杜仲

    杜仲，为杜仲科植物杜仲的干燥树皮，是中国名贵滋补药材。味甘、微辛，性温。入肝、肾经。具补肝肾、强筋骨、降血压、安胎等诸多功效。要用可主治肾虚腰痛、胎动胎漏、高血压等病症。《药性论》载："治肾冷臀腰痛，腰病人虚而身强直，风也。腰不利加而用之。"《玉楸药解》则称其："益肝肾，养筋骨，去关节湿淫。治腰膝酸痛，腿足拘挛。"

    日常生活中采集多一般在清明至夏至间，选取生长 15～20 年以上的植株，按药材规格大小，剥下树皮，刨去粗皮。具体刨的时候，采用环剥法居多，用芽接刀在树干分枝处的下方，绕树干环切一刀，再在离地面 10 厘米处再环切一刀，再垂直向下纵切一刀，只切断韧皮部，不伤木质部，然后剥取树皮。剥皮宜选多云或阴天，不宜在雨天及炎热的晴天进行。剥下树皮之后，用开水烫泡，将皮展平，把树皮内面相对叠平，压紧，四周上、下用稻草包住，使其发汗，经一周后，内皮略成紫褐色，取出，晒干，刮去粗皮，修切整齐，贮藏。置通风干燥处。

　　本品具有补肝肾、强筋骨、降血压、安胎气之功效。适用于肝肾亏虚证见眩晕、腰膝酸痛、筋骨萎弱等患者，多见于高血压病、眩晕症、脑血管意外后遗症、慢性肾疾病、脊髓灰质炎等。此外，肾气不固证见尿频或尿有余沥、阴下湿痒、阳痿、孕妇体弱、胎动不安或腰坠痛等，多见于慢性前列腺疾病、性功能障碍、不育症、先兆流产或习惯性流产等。中老年人肾气不足，腰膝疼痛，腿脚软弱无力，小便余沥者也可食用。尽管杜仲性味平和、补益肝肾，诸无所忌。但阴虚火旺者慎服。

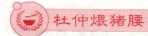

杜仲煨猪腰

　　杜仲10克，猪腰1个。猪腰剖开，去筋膜，洗净，用花椒、盐腌过；杜仲研末，纳入猪腰，用荷叶包裹，煨熟食。食肉服汤，每日1剂。本方主要以杜仲补肝肾、强腰止痛。用于肾虚腰痛，或肝肾不足，耳鸣眩晕，腰膝酸软。可调治急性肾炎。

杜仲爆羊肾

　　杜仲15克，五味子6克，羊肾2个。杜仲、五味子加水煎取浓汁；羊肾剖开，去筋膜，洗净，切成小块腰花放碗中，加入前汁、芡粉调匀，用油爆炒至嫩熟，以盐、姜、葱等调味食。本方以杜仲补肾强腰，五味子补肾固精。用于肾虚腰痛，遗精尿频。

杜仲海茅草

　　杜仲、海金沙、仙茅、双肾草各15克，水煎服，每日1剂。可调治慢性肾炎。

锁阳，阴阳双补的"不老药"

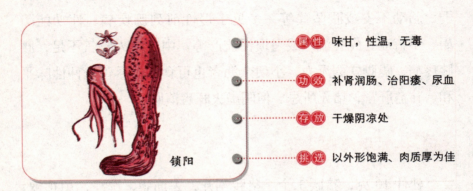

属性 味甘，性温，无毒

功效 补肾润肠、治阳痿、尿血

存放 干燥阴凉处

挑选 以外形饱满、肉质厚为佳

锁阳

锁阳，又名不老药，一种寄生植物，别名地毛球、锈铁棒、锁严子，是一种寄生植物，寄生于白刺的根部。其生于西部戈壁和沙漠，－20℃生长最宜，生长之处不积雪、地不冻。《本草纲目》中载其味甘，性温，无毒。归脾、肾、大肠经。有补肾润肠、治阳痿、尿血之功效，被认为是大补阴气、益精血、利大便、治痿弱之佳品。

一般认为锁阳可壮阳，现代医学研究发现，未经炮制的锁阳可使睾丸功能显著降低。但经盐炮制后，对正常和阳虚小鼠的睾丸、附睾和包皮腺的功能有明显促进作用。在锁阳水提物中，成熟大鼠附睾精子数量明显增加，存活率上升，精子的活动率上升，也被认为治疗男性不育的常用药。

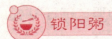
锁阳粥

锁阳30克，大米适量。大米与锁阳共煮，粥成后拣出锁阳。

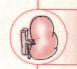

本品有壮阳固精、养血强筋之功效。适用于遗精、大便燥结等证。

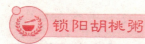

锁阳、胡桃仁各 15 克，粳米 100 克。锁阳煎水取汁，胡桃仁捣烂，与粳米一同煮粥食。本方锁阳、胡桃仁能补肾阳、润肠通便。可用于肾虚阳痿、腰膝酸软，或肠燥便秘等证。

强身汤

锁阳、枸杞子各 10 克，甘草 5 克。水煎取汁（或用汤包、料袋直接投入锅内，加羊肉、鸡肉等共煮，待熟时加食盐、味精、葱花、姜末调味煮沸即可食用。每日 1 剂，供 2～3 人）。本品可温阳益精，适用于下元不足引起的遗精、阳痿及精少、精稀等证。

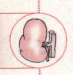

药补肾阴虚，5 种补肾阴的常用药

> 肾阴虚，是肾脏阴液不足表现的证候，多由久病伤肾，或禀赋不足、房事过度，或过服温燥劫阴之品所致。临床多表现为腰膝酸软、两腿无力、眩晕耳鸣、失眠多梦、男子阳强易举或阳痿、遗精，妇女经少经闭，或见崩漏，形体消瘦，潮热盗汗，五心烦热，咽干颧红，溲黄便干，舌红少津，脉细数。
>
> 宜选中药：生地黄、玄参、女贞子、桑椹、黄精等。

生地黄，滋阴补肾的首选药品

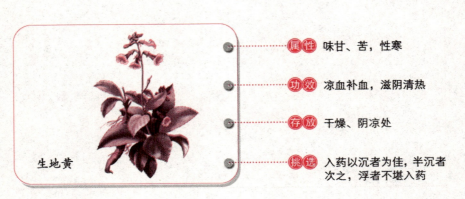

生地黄

属性 味甘、苦，性寒

功效 凉血补血，滋阴清热

存放 干燥、阴凉处

挑选 入药以沉者为佳，半沉者次之，浮者不堪入药

　　生地黄，为玄参科植物地黄的块根。鲜地黄性寒，味甘、苦，入心、肝、肾经。若将地黄缓缓烘焙至约八成干者，称为生地黄、干地黄。为补肾要药，益阴上品，故有凉血补血、滋阴清

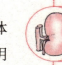

热的功效。血得补，则筋受荣，肾得之而骨强力壮。日常对身体调理时，配阿胶可清热降火；配黄柏可养阴清热；配桂枝可滋阴养血；配牛膝可滋阴补肾；配乌梅可清热养阴。

《饮膳正要》载称："补精髓，壮筋骨，和血气，延年益寿。黄精膏（五两）、地黄膏（三两）、天门冬膏（一两）、牛骨头内取油（二两）上件，将黄精膏、地黄膏、天门冬膏与牛骨油一同不住手用银匙搅，令冷定和匀成膏。每日空心温酒调一匙头。"本品性寒而滞，脾虚湿滞、腹满便溏者不宜使用。

增液汤

生地黄、玄参、麦冬各15克。煎汤饮。本方三者共用，以滋养肾阴且生津润肠之用。可用于热伤津液、口渴咽干、便秘等证。

生地黄粥

生地黄50克，米120克，冰糖适量，将洗净后的生地黄煎汁，然后与米一起加水共煮，待水沸腾后加冰糖熬煮即可。每日2次，早晚各1次。适用于血热崩漏、阴液耗伤、高热心烦者。

地黄乌鸡汤

生地黄250克，乌鸡1只，麦芽糖180克，将生地黄洗净切条，然后与麦芽糖一起塞进洗好的乌鸡腹内，用棉线扎紧，然后用文火炖熟，菜成吃肉喝汤即可。本品有填精补髓、益肾滋阴之功效。适于肾虚型骨质疏松患者。需要特别说明的是，尽管中医有咸入肾之说，但此菜切不可加盐、醋等调味品。

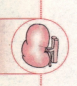
玄参，滋阴降火的护肾"君药"

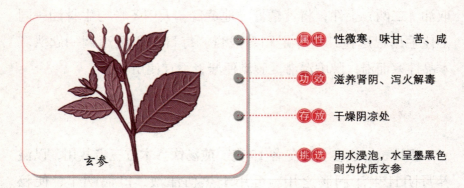

玄参

属性 性微寒，味甘、苦、咸

功效 滋养肾阴、泻火解毒

存放 干燥阴凉处

挑选 用水浸泡，水呈墨黑色则为优质玄参

玄参，别名元参，多年生草本。根长圆柱形或纺锤形。茎具四棱，有沟纹。多长于溪边、山坡林下及草丛中。根类圆柱形，中部略粗，或上粗下细，有的微弯似羊角状，长6～20厘米，直径1～3厘米。表面灰黄色或棕褐色，有明显纵沟或横向皮孔，偶有短的细根或细根痕。质坚实，难折断，断面略平坦，乌黑色，微有光泽。其性微寒，味甘、苦、咸；归肺、胃、肾经。玄参为咸寒之品，质润多液，有滋阴降火、解毒、利咽之功效。配鲜生地黄、牡丹皮、赤芍等，则清热凉血；配大生地、麦冬等，则滋阴增液；配牛蒡子、板蓝根等，则解毒利咽。

玄参有滋养肾阴的功效，《药品化义》中记载称：凡治肾虚，大有分别，肾之经虚则寒而湿，宜温补之；肾之脏虚则热而燥，宜凉补之；独此凉润滋肾，功胜知、柏，特为肾脏君药。

需要说明的是，玄参与地黄性相近，故两药常配合同用。但玄参苦泄滑肠而通便，泻火解毒而利咽，临床应用范围较为广泛，一

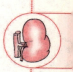

般不作长服的滋补之剂；地黄则功专补肾养阴，可作为久用的滋阴药品。玄参有如此功效，有一个前提，就是要选择好的玄参，这里有一个简便的方法，即用以水浸泡，水呈墨黑色则为优质玄参，从形态上看，则以条粗壮、质坚实、断面色黑者为佳。

玄参泡茶饮

玄参、麦冬、桔梗各 8 克，甘草少许。将药材辗成细末，以纱布包着，用开水冲泡饮用。有解热病烦渴、便秘、咽喉肿痛之功效，也适用于长久抽烟的瘾君子，治疗其肺阴不足的咳嗽症状。

玄参二冬丸

玄参、天冬、麦冬各 30 克，捣成末后加蜂蜜适量炼成小药丸，含入口能滋阴降火，可防治阴虚火旺引起的口舌生疮。

玄参炖猪肝

玄参 10 克，猪肝 200 克，生姜少许。将玄参、猪肝洗净晾干，然后切成薄片，与生姜一起炖煮，加入冷水 300 毫升，加盖隔水炖约 3 小时即可。本品有滋阴除烦、滋养肝肾之功效。

女贞子，治疗阴虚内热的良药

女贞子，又称女贞实、冬青子，是木犀科女贞属植物女贞

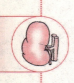

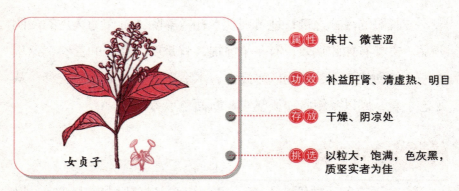

属性	味甘、微苦涩
功效	补益肝肾、清虚热、明目
存放	干燥、阴凉处
挑选	以粒大，饱满，色灰黑，质坚实者为佳

女贞子

的果实。其外果皮薄，中果皮较松软，易剥离，内果皮木质，黄棕色，具纵棱。有意思的是，这种果实破开后种子通常为1粒，而且样子跟人体肾的形状差不多，呈紫黑色，油性。无臭，味甘、微苦涩。归肝、肾二经，具有补益肝肾、清虚热、明目之功效，主治腰膝酸软、遗精、耳鸣、须发早白、头昏目眩等病证。

本品能补肝肾阴，但药力平和，须缓慢取效。现代医学研究发现，女贞子有强心、利尿、保肝、止咳、缓泻、抗菌、抗癌及扩张冠状血管、扩张外周血管等心血管系统的作用。小有酒量的男女，可以泡女贞子酒喝。选女贞子250克，低度白酒500毫升。将洗净的女贞子蒸后晒干，放入酒中浸泡3～4周，每次饮1小杯，日服1～2次。可以补益肝肾，还能抗衰祛斑，对老年祛斑也有一定帮助。

女贞决明子汤

女贞子15克，黑芝麻、桑椹子、草决明各10克。水煎，早晚空腹温服，日服1剂。本品有滋补肝肾，清养头目，润肠通便之功效。适用于肝肾阴虚所致头晕眼花、高脂血症、便秘及动脉硬化症者。

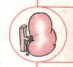

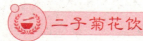 **二子菊花饮**

女贞子、枸杞子各 15 克，菊花 8 克，用水适量，煎水饮用即可。本品可补肝肾，适用于肝肾阴虚引起的眼目干涩、食物昏花等。

三子墨旱莲

女贞子 9 克，桑椹子、枸杞子、墨旱莲各 12 克。水煎服，每日 1 剂。本品有调治肾虚腰酸之功。

女贞子冰糖饮

女贞子 250 克，冰糖 50 克，米酒 1000 毫升。女贞子、冰糖打碎，加入米酒密封浸泡 1 个月以上，压榨滤去药渣，每次空腹饮 30～60 毫升，早晚各服 1 次。用于治疗阴虚内热，头晕耳鸣，视物昏花，腰膝酸软，须发早白等，也可用于滋补强壮，强精养颜。

桑椹，补肾固精的"民间圣果"

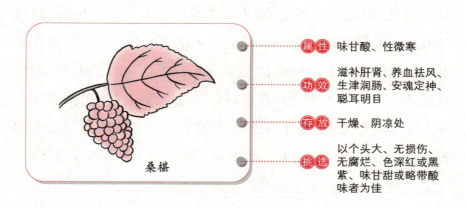

桑椹

属性 味甘酸、性微寒

功效 滋补肝肾、养血祛风、生津润肠、安魂定神、聪耳明目

存放 干燥、阴凉处

挑选 以个头大、无损伤、无腐烂、色深红或黑紫、味甘甜或略带酸味者为佳

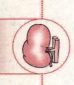

桑椹，又叫桑果、桑枣，为桑科落叶乔木桑树的成熟果实，成熟的鲜果食用味甜汁多，是人们常食的水果之一。桑椹既可入食，又可入药，中医认为桑椹味甘酸，性微寒，入心、肝、肾经，为滋补强壮、养心益智佳果。具有补血滋阴、生津止渴、润肠燥等功效，主治阴血不足而致的头晕目眩、耳鸣心悸、烦躁失眠、腰膝酸软、须发早白、消渴口干、大便干结等证。因此，桑椹长期以来都是中国皇帝御用的补品。

桑椹以个大、肉厚、色紫红、糖分足者为佳，特殊的生长环境使桑果具有天然生长、无任何污染的特点，所以桑椹又被称为"民间圣果"。现代研究证实，桑椹果实中含有丰富的活性蛋白、维生素、氨基酸、胡萝卜素、矿物质等成分，营养是苹果的5～6倍，是葡萄的4倍。现代药理研究也表明，桑椹入胃能补充胃液的缺乏，促进胃液的消化，入肠能刺激胃黏膜，促进肠液分泌，增进胃肠蠕动，因而有补益强壮之功。被医学界誉为"21世纪的最佳保健果品"。

一般成人均可食用桑椹。女性、中老年人及过度用眼者日常可适当多加食用。每年4—6月份果实成熟时采收，洗净，去杂质，晒干或略蒸后晒干食用。每日20～30颗（30～50克）。从中医角度说，性功能失调、属寒热混杂体质的人，最好不要随便补肾壮阳，否则会越补越"虚"。夏天可饮用桑椹汁，不仅可补充体力，还可提高性生活质量，是很多治疗死精症的方剂的重要组成药物。所以男人常吃桑椹可补肝益肾，改善"生殖亚健康"。现代医学还发现常吃桑椹还能起到提高人体免疫力，促进造血细胞生长、抗诱变、抗衰老、降血糖、降血脂、护肝等保健作用。此外，桑椹还能起到美容养颜的功效。

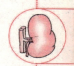

桑椹糯米粥

桑椹 30 克（鲜者 60 克），糯米 60 克，煮粥，待熟时调入冰糖少许服食，每日 1 剂。可滋养肝肾，养血明目，适用于肝肾亏虚引起的头晕目眩、视力下降、耳鸣、腰膝酸软、须发早白及肠燥便秘等。

桑椹蜂蜜饮

桑椹、蜂蜜各适量，将桑椹水煎取汁，文火熬膏，加入蜂蜜拌匀饮服，每次 10～15 克，每日 2～3 次。可滋阴补血，适用于阴血亏虚所致的须发早白、头目晕眩，女子月经不调、闭经等。

桑椹地黄鸡

桑椹子、熟地黄各 30 克，紫草 10 克，红花、牡丹皮各 5 克，乌骨鸡 1 只（约 1000 克）。将上料洗净，放入乌骨鸡腹腔里，清水煮至鸡肉熟烂。治阴虚血热之白发、脱发等。

黄精，补肾益寿的滋补良药

黄精，又名老虎姜、鸡头参。黄精以根茎入药。其味甘，性平。归肺、脾、肾经。具有补气养阴、健脾、润肺、益肾功能。

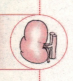

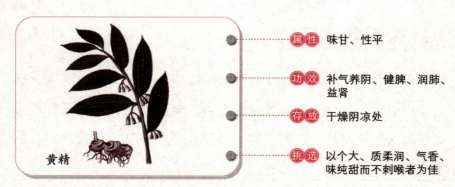

黄精

属性	味甘、性平
功效	补气养阴、健脾、润肺、益肾
存放	干燥阴凉处
挑选	以个大、质柔润、气香、味纯甜而不刺喉者为佳

用于治疗肾虚精亏引起的头晕、腰膝酸软、须发早白及消渴等，还可用于治疗脾胃虚弱、体倦乏力、口干食少、肺虚燥咳、精血不足、内热消渴等证。对于糖尿病很有疗效。

现代药理研究显示，黄精具有降血压、降血糖、降血脂，防止动脉粥样硬化，延缓衰老和抗菌等作用。需要注意的是，中寒泄泻、痰湿痞满气滞者忌服。

黄精枸杞丸

黄精、枸杞子（冬采者佳）等份。共研为细末，二味相和，捣成块，捏作饼子，干复捣为末，炼蜜为丸，如梧桐子大。每服五十丸，空腹温水送下。本品可补精气。

黄精粥

黄精30克，粳米100克。黄精煎水取汁，入粳米煮至粥熟。加冰糖适量吃。本方重用黄精以滋养脾肺。用于阴虚肺燥，咳嗽咽干，脾胃虚弱。

党参黄精猪肚

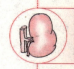

　　党参、黄精各 30 克，山药 60 克，橘皮 15 克，糯米 150 克，猪胃 1 具。猪胃洗净，党参、黄精煎水取汁，橘皮切细粒，加盐、姜、花椒少许，一并与糯米拌匀，纳入猪胃，扎紧两端，置碗中蒸熟食。本方用于治疗脾胃虚弱所致的肾虚、消瘦乏力等。

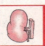

"佳肴配美酒，不枉世上走。"尽管如此，饮酒宜有节。就补肾养肾而言，药酒更有讲究。冬虫夏草酒专补命门；何首乌是降落人间的补肾仙草；枸杞子则是补肾生精的天赐良药；五味子是补虚劳的"五味之果"；鹿茸则是温肾壮阳的东北三宝之一。中药本无贵贱，适合你的就是最好的。

冬虫夏草，固精益气专补命门

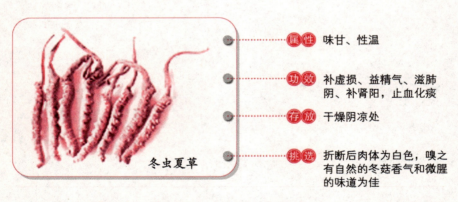

属性 味甘、性温

功效 补虚损、益精气、滋肺阴、补肾阳，止血化痰

存放 干燥阴凉处

挑选 折断后肉体为白色，嗅之有自然的冬菇香气和微腥的味道为佳

冬虫夏草

冬虫夏草，是一种传统的名贵滋补中药材，与天然人参、鹿茸并列为三大滋补品。它药性温和，一年四季均可食用，老、少、病、弱、虚者皆宜，比其他种类的滋补品有更广泛的药用价值。

根据祖国医典记载，虫草味甘、性温，入肺、肾经，具有益精气、止咳化痰的功效。主治咯血、阳痿遗精、腰膝酸痛、自汗盗汗、痰饮喘嗽、病后久虚不复等症。《本草从新》认为它"保肺气，实腠理，补肾益精。主治肺虚咳喘，痨嗽，痰血，自汗，盗汗，肾亏阳痿，遗精，腰膝酸痛"。清代《药性考》则认为它"秘精益气，专补命门"。

冬虫夏草的具体做法，据《云南中草药》记载，若虚喘则"以虫草五钱至一两，炖肉或炖鸡服之"。据《本草纲目拾遗》记载，若病后虚损，则用虫草三五枚，"老雄鸭1只，去肚杂，酱油酒将鸭头劈开，纳药于中，仍以线扎之中。酱油酒如常，蒸烂食之"。

日常生活中，冬虫夏草10克，鸡半只或1只，火腿25克，姜、绍酒各少许，瘦肉500克。制法：将洗净的鸡切成大块，把瘦肉也切成较大的块，同时放入清水、绍酒用文火煲2小时。将煲熟的鸡肉和汤倒入炖盅内，放入用水浸泡后的冬虫夏草，盖上盅盖，隔水炖2小时即可。此菜具有补肾壮阳、强身健体的功效。

虫草酒

冬虫夏草20克置容器中，加入白酒500毫升，密封、浸泡3天后即可饮用，日服1～2次，每次服用10毫升，具有补肾壮阳、养肺填精的功效，适用于病后体虚、神疲乏力、阳痿、腰酸、咳嗽等症。

虫草莲子酒

天山雪莲60克，冬虫夏草20克，白酒3000毫升，浸泡数日，小饮即可调治肾虚阳痿。

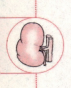

何首乌，降落人间的补肾仙草

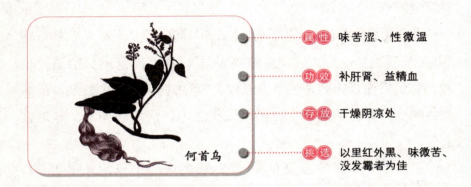

属性	味苦涩、性微温
功效	补肝肾、益精血
存放	干燥阴凉处
挑选	以里红外黑、味微苦、没发霉者为佳

何首乌

何首乌，其根味苦涩、性温，无毒，何首乌可治五痔腰膝之病，冷气心痛，积年劳瘦、痰癖等症，常吃何首乌可长筋力、益精髓、壮气驻颜、黑发延年。关于吃了人形模样何首乌的根就可以成仙的传说数不胜数，最出名的莫过于八仙之一的张果老误食飞升的传说。但是何首乌具有补肝肾、益精血、乌须发、生发、强筋骨之功效确是事实。它主治精血亏虚、头晕眼花、须发早白、腰酸腿软、遗精、崩带等症。《本草备要》记载："补肝肾，涩精，养血祛风，为滋补良药。"《开宝本草》云："益气血，黑髭鬓，悦颜色，久服长筋骨，益精髓，延年不老。"

何首乌补肝肾、益精血、乌须发、强筋骨功效相关的药理作用是促进造血功能，提高机体免疫功能，降血脂，抗动脉粥样硬化，保肝，延缓衰老，影响内分泌功能，润肠通便等，但许多人并不知道何首乌还是一味补锌良方。因此，对于缺锌的孩子来说，每天吃一些何首乌，在补锌的同时，还可以健脑；对于老人

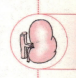

来说，补锌的同时可延年益寿；对于大量用脑的人来说，在头昏脑涨的时候服用何首乌，一会儿便头脑清楚。

日常生活中，可食用何首乌粥，制何首乌 30 克，粳米 100 克，大枣 5 枚，红糖适量。将制何首乌放在砂锅内，加水适量，煎取浓汁去渣；药液中放入粳米、大枣，煮至粥将成时，放入少许红糖调味即成。具有补气益精、养血安神的功效。爱吃鸡肉的人，用来炖鸡吃也是不错的选择。

取何首乌 8 克，乌鸡 350 克（可加少许瘦肉，约 50 克），清水 1000 毫升，姜、盐、鸡精、糖各适量。乌鸡斩件汆水制净，何首乌洗净备用，瘦肉切粒汆水，姜切片待用。将净锅上火，放入清水、姜片、何首乌、乌鸡、瘦肉，大火烧开转小火炖 40 分钟调味即成。何首乌可补肝肾、益精血，对阴虚血少、头发早白、遗精有一定的食疗作用。乌鸡营养丰富，具有养血和补血功效。

首乌地黄酒

何首乌 150 克（炮制过的何首乌），生地黄 150 克，白酒 5 千克。先将首乌洗净，切块，晾干。与生地黄一起放入坛中，加入白酒。封口。每 3 天摇一次。20 天后启封，可以饮用。每日 2 次，每次 20 毫升。可以治疗肝肾不足引起的头晕，乏力，腰痛，病后体虚。还可以起到乌发、美容的功效。但请在医生指导下服用。

枸杞子，补肾生精的天赐良药

枸杞子，味甘、性平、微寒，无毒，是一味常用的益肾补肝

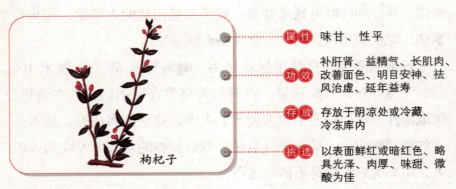

属性	味甘、性平
功效	补肝肾、益精气、长肌肉、改善面色、明目安神、祛风治虚、延年益寿
存放	存放于阴凉处或冷藏、冷冻库内
挑选	以表面鲜红或暗红色、略具光泽、肉厚、味甜、微酸为佳

枸杞子

中药。《本草纲目》记载："枸杞，补肾生精，养肝，明目，坚精骨，去疲劳，益颜色，变白，明目安神，令人长寿。"中医常常用它来治疗肝肾阴亏、腰膝酸软、头晕、健忘、目眩、头昏多泪、消渴、遗精等病证。

现代医学研究证实枸杞子含有甜菜碱、多糖、粗脂肪、粗蛋白、胡萝卜素、维生素 A、维生素 C、维生素 B_1、维生素 B_2 及钙、磷、铁、锌、锰、亚油酸等营养成分，对造血功能有促进作用，还能起抗衰老、抗突变、抗肿瘤、抗脂肪肝及降血糖等作用。

此外，枸杞子还是一味不可多得的性药。那句"君行千里，莫食枸杞"的名言，就是讲长期服用枸杞子可以增强人们的性欲，对长期处于分离状态下的夫妻来说不适宜食用。大诗人陆游到老年，因两目昏花，视物模糊，常吃枸杞子治疗，所以才有了"雪霁茅堂钟磬清，晨斋枸杞一杯羹"的经典诗句。

日常生活中，枸杞子可入食。取羊肉 1000 克，整块放入开水锅内煮透，捞出用冷水洗净，切成 3 厘米长的方块，锅热后放羊肉，用姜片煸炒，烹入料酒炝锅，炒透后一齐倒入砂锅内，放入枸杞子 20 克以及葱、盐等作料，锅开后加盖，用小火炖，至羊肉熟烂为好。此膳有益精补肾、壮阳强身之功，适用于阳痿早泄、月经不调、性欲减退等证。

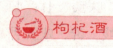 **枸杞酒**

枸杞子 300 克，酒 500 毫升，浸泡一周即可服用，每天 3 次，每次 10 毫升，可以补肾、养颜美容。

人参枸杞酒

人参 20 克，枸杞子 300 克，冰糖 400 克，白酒 5000 毫升。将人参烘烤切片，枸杞子去杂质，用纱布袋装上扎口备用，冰糖放入锅中，用适量水加热溶化至沸腾，炼至色黄时，趁热用纱布过滤去渣备用，白酒装入坛内，将装有人参枸杞子的布袋放入酒中，加盖密封浸泡 10～15 日，每日摇一次，泡至药味尽溢出，取出药袋，用细布滤除沉淀物，加入冰糖搅拌均匀，再静置过滤，澄清即成此酒。有强壮抗老、补阴血、乌须发、壮腰膝、强视力、通经作用，适用于病后体虚及贫血、营养不良、神经衰弱等。

五味子，补虚劳的"五味之果"

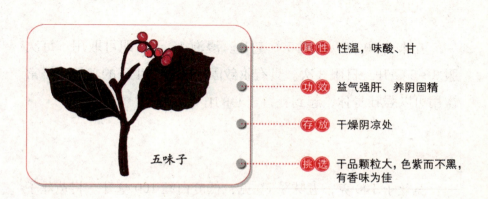

五味子

属性	性温，味酸、甘
功效	益气强肝、养阴固精
存放	干燥阴凉处
挑选	干品颗粒大，色紫而不黑，有香味为佳

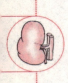

　　五味子，俗称山花椒、五梅子等，其性温，味酸、甘；归肺、心、肾经。顾名思义，是一种具有辛、甘、酸、苦、咸五种药性的果实，在一般只带有一两种药味的中药材当中，实属独特。《新修本草》载"五味皮肉甘酸，核中辛苦，都有咸味"，故有五味子之名。五味子药用价值极高，最早列于神农本草经上品。五味俱全、五行相生的果实，能对人体心、肝、脾、肺及肾五脏发挥平衡作用。常被用于滋肾生津，有助治疗盗汗、烦渴及频尿问题，而且在治疗尿失禁和早泄方面也很有帮助。据载，早在两千多年前，王宫贵族和中药名师已普遍采用这种传统沿用的强身妙品。

　　现代医学研究认为，五味子含有丰富的有机酸、维生素、类黄酮、植物固醇及有强效复原作用的木酚素（例如五味子醇甲、五味子乙素或五味子脂素），能益气强肝，增进细胞排除废物的效率，供应更多氧气，营造和运用能量，提高记忆力及性持久力。五味子是功效卓著、男女皆宜的养阴固精补剂之一，能增强性事持久力及增进女性外阴的刺激感受性。它能激活一氧化氮（NO）的产生，进而增强男性的体力和持久力。古时候，俄罗斯猎人每次远行狩猎之前必定服用五味子以强身补气。

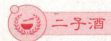

五味子酒

　　五味子50克，白酒500毫升。浸泡15天后即可取用。每次服3～5毫升，日服3次。具有收敛固涩、益气生津的功效，日常饮用可以强壮身体，起到补肾宁心的作用。

二子酒

　　菟丝子100克，五味子50克，低度白酒100毫升。将菟丝子

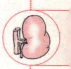

除去杂质，淘净、晒干，五味子去除果柄及杂质，洗净、晒干，与菟丝子同入酒瓶中，加酒后密封瓶口，每日振摇1次，浸泡10天后开始饮用。每日2次，每次15毫升。具有补肾宁心、收敛固涩之功效。

鹿茸，温肾壮阳的东北三宝之一

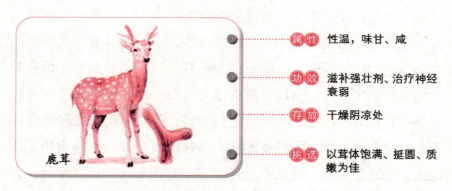

鹿茸

属性 性温，味甘、咸

功效 滋补强壮剂、治疗神经衰弱

存放 干燥阴凉处

挑选 以茸体饱满、挺圆、质嫩为佳

鹿茸，是一种贵重的中药，性温，味甘、咸，归肾、肝经。具有滋补强壮剂，治疗虚弱、神经衰弱等功效。《药性论》中记载称："主补男子腰肾虚冷，脚膝无力，梦交，精溢自出，女人崩中漏血，炙末空腹温酒服方寸匕。又主赤白带下，入散用。"实际生活中，也多将鹿茸作为主治肾虚，头晕，耳聋，目暗，阳痿，滑精，宫冷不孕，羸瘦，神疲，畏寒，腰脊冷痛，筋骨酸软，崩漏带下，阴疽不敛及久病虚损等症的良药。

现代药理研究发现，鹿茸提取物既能增加血浆睾酮浓度，又能使促黄体生成素（LH）浓度增加。还能调节体内的免疫平衡而避免疾病发生和促进创伤愈合、病体康复，从而起到强壮身体、抵抗衰老的作用。不仅如此，还对青春期的性功能障碍，壮老年期的前列腺萎缩症的治疗均有效。

鹿茸为滋补大品，人人皆知，更是很多男士青睐的壮阳佳品。但要注意辨别真伪，防止上当受骗。真鹿茸体轻，质硬而脆，气微腥，味咸。通常有一或两个分枝，外皮红棕色，多光润，表面密生红黄或棕黄色细茸毛，皮茸紧贴，不易剥离。鹿茸以茸体饱满、挺圆、质嫩、毛细、皮色红棕、体轻，底部无棱角都为佳。而细、瘦、底部起筋、毛粗糙，体重者为次货。鹿茸片则以毛孔嫩细，红色小片为佳。而假鹿茸则体重，质坚韧，不易切断，气淡，能溶于水，溶液呈混浊状。

这里还要特别强调一点，鹿茸是好东西，但并非人人都可以享用受益。归结起来看，以下证况不宜服用：阴虚而五心烦热症状的人；伤风感冒，出现头痛鼻塞、发热畏寒、咳嗽多痰等外邪正盛的人；高血压症，头晕、走路不稳，脉眩易动怒而肝火旺的人；小便黄赤，咽喉干燥或干痛，不时感到烦渴而具有内热症状的人；经常流鼻血，或女子行经量多，血色鲜红，舌红脉细，表现是血热的人。

🍵 鹿茸山药酒

鹿茸 4 克，山药 30 克，白酒 500 毫升。将鹿茸切成薄片，把山药捣碎，装入洁净的瓶中，加入白酒，密封。经常摇动，7 天后饮用。每天早晚各服 1 次，每次 20～30 毫升。具有补肾壮阳、益精养血、强壮筋骨之功效。适用于治疗肾阳亏虚引起的阳痿、滑精、白带清稀、腰膝酸痛、宫寒不孕、神疲乏力、眩晕耳鸣等。外感发热、阴虚火旺者不宜服用。

鹿茸虫草酒

　　取高粱酒 1500 毫升，冬虫夏草 90 克，鹿茸 20 克。将上药制成软片，浸入酒中泡 10 天，过滤后即可饮用。每次空腹饮服 1～2 杯，每日 3 次。本方适用于肾阳虚衰、精血亏损所致的腰膝酸软无力，畏寒肢冷，男子阳痿不育等证。

　　以上方药，请务必咨询医生，在医生指导下，结合自身生理特点和不同的病理变化，辨证选择使用。

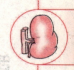

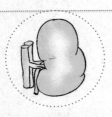

第五章

运动与养肾，
轻松健肾一箩筐

生命在于运动，但健康人该怎么运动才能远离肾病侵袭，肾病患者又该如何在轻松的运动中找到强身且强肾之法。在教给你几种适合老人也适合懒人的健肾功之后，再为你推荐几种日常运动，闲庭信步，轻轻松松就能养肾、护肾，终至无病一身轻。

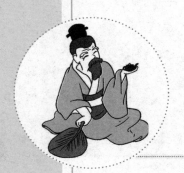

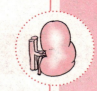

● 专家教你几种简易养肾功
● "全身"运动，养肾要精诚合作

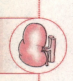
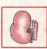
> 养肾不想吃药，运动不想出汗，这是很多想强肾还想偷懒的人的想法。其实这并非什么幻想。不出汗轻松做做"养肾功"就能心想事成。比如，每天拉拉耳朵，按摩腹部，搓搓腰背，泡泡脚就能让流逝的健康慢慢回笼。

拉耳益肾功，每天 5 分钟健肾也轻松

身体很好的人，生病准是大病；但经常生病的人，却不得大病。这是什么道理？越是认为身体好的人越不注意自己的健康，有点问题也总认为就自己这身体扛一扛就过去了，但经常得病的人反而自我保护意识强，身体要有什么风吹草动就会马上去看医生，是不是什么疾病的先兆。

45 岁的老赵生活上不拘小节：大鱼大肉从不离嘴，一年四季从来不喝热水，夏天睡在自家阳台的地板上……他自小身体就很好，平时连感冒都很少得，朋友、邻居个个羡慕不已。但是去年冬天他突然感到头痛乏力，开始也没有在意，但是随着时间的推移又出现了恶心、厌食、烦躁不安、肌肉颤动、抽搐，甚至昏迷等症状，结果到医院检查为尿毒症。

越是身体好的人，越该注意，老赵身体自小就好，说明先

天的肾气很充足，也正是因为这样，他不注意保养肾气，使得仅有的肾气不断排出，却不补充，当肾气不足时，身体就会出毛病，而且往往会出大问题。大家知道，用汽车要不断给它加油，还要定期把汽车放到检修厂去检修，才能延长它的使用寿命。我们的肾和汽车一样，不管先天的肾气是不是充足，都要不断地给它"加油、检修"。

中医学说认为：肾主藏精，开窍于耳，医治肾疾病的穴位有很多在耳部。所以经常摩耳可起到健肾养身的作用。下面教大家一些具体的小方法，一天之中抽出3～5分钟就可以使自己的肾气更加充足！

❶ 搓耳轮法

具体做法：双手拇指、食指沿耳轮上下来回推擦，每天早晚各1次，每次50下，但以耳朵局部有烘热感为宜。此法有健脑、强肾、聪耳之功，可防治阳痿、便秘、腰腿痛、颈椎病、胸闷、头痛等症状。

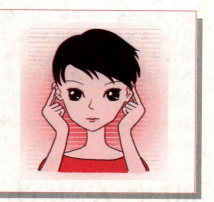

❷ 全耳按摩法

具体做法：双手掌心摩擦发热后，向后按摩双耳正面，再向前反折按摩背面，反复数次。也可以采用四指张开，前后扫耳的方式，都有效疏通经络之功效，对肾及全身脏器均有保健作用。

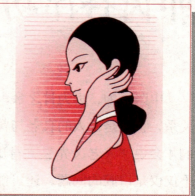

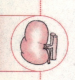

❸ 提拉法

此法分两种，即耳垂和耳尖。

提拉耳垂的具体做法：双手食指放屏内侧后，用食指、拇指提拉耳屏、耳垂，自内向外提拉，手法由轻到重，牵拉的力量以不疼痛为限。此法可防治头痛、头昏、神经衰弱、耳鸣等疾病。

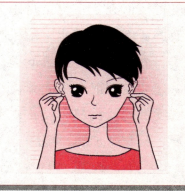

❹ 提拉耳尖法

提拉耳尖的具体做法：双手拇指、食指夹捏耳部尖端，向上提揪、揉捏、摩擦至局部发热发红。此法有镇静、止痛、清脑明目、退热、养肾等功效，可防治高血压、失眠、咽喉炎。

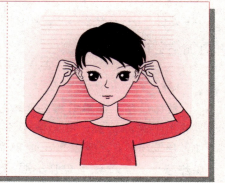

叩齿吞津功，肾虚齿松天天把牙动

中医认为，齿为骨之余，肾的功能和牙齿的健康有着密切的关系，也就是说人的衰老与肾功能有着非常重要的关系，所以我们才会说"人老齿先衰，肾虚齿松软"。研究表明：牙松齿落已不仅仅是口腔的问题，还可能会牵连肾，导致房事不举。近期发表在美国《性医学》杂志的一项以色列学者的调查研究显示，慢性牙周病可能导致男性勃起功能障碍。

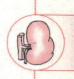

　　既然肾与牙齿有着千丝万缕的联系，是不是我们经常锻炼牙齿就可以养护肾呢？答案是肯定的。中医用补肾益髓，防止钙的流失，以达到延缓衰老、养肾固齿的最终目的。该怎么做才是对牙齿的锻炼呢？其实叩齿是从古代流传下来的一种强身固精的方法。

　　　　具体做法：每天下午酉时，肾经当令时，抽出几分钟，眼平视前方或微闭，上下牙齿相对，舌尖轻顶上腭部，上下牙齿有节律、有意识地敲击数十次。值得注意的是，叩齿生的唾液是肾的精华，所以要咽下。

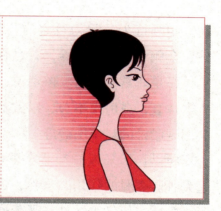

　　在此基础上，原贵阳中医学院教授李昌源，年近八旬依然耳聪目明，齿坚发茂，这就得益于他每天都要练习"六字气诀"，据称是根据叩齿改编的。

　　　　具体做法：起洗脸洁面，排空大小便后，选择空气流通之处，掌心向内贴于肚脐上，全身放松，用鼻子吸气，口呼气，呼气时分别按"嘘、呵、呼、呬、吹、嘻"发声的口形呼气，但是不出声。一吸一呼为一次，共练24次。无声读字呼气完毕后，再叩齿24次。牙齿的衰老往往是肾气不足所致，六字气诀中的"吹"字，主要是养肾。

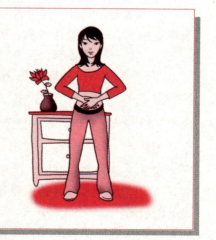

　　除了上面介绍的叩齿吞津之外，日常生活还要注意一点的是，排小便时尽量前脚趾用力着地并咬住牙齿，也可以保肾气。

壮腰功，小动作有大疗效

中医认为，腰为肾之府，肾主骨生髓。腰部两肾之间为脊柱，全赖于肾气的滋养，并且脊柱亦是骨，因此，腰的好坏与肾的关系是非常密切的。俗话说："肾虚则腰惫矣。"劳累太过，或年老体衰，或房事不节，以致肾精亏损，筋脉失于濡养，人体就会出现腰椎间盘突出症等。

所以，历来人们都非常重视腰部的保健和锻炼，以刺激肾，起到壮腰强肾的作用。当然，锻炼的方法也不少，无非是通过松胯、转腰、俯仰等运动，来疏通腰部的气血运行，起到健肾强腰的作用。下面就介绍几种效果可靠也简便易行的锻炼方法。

❶ 搓腰

松开腰带，宽衣，两手掌对搓至手心热后，分别放至腰部，手掌向皮肤，上下按摩腰部，至有热感为止。可早晚各1遍，每遍约200次。

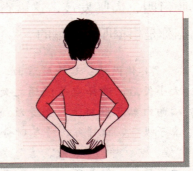

❷ 折腰

双手叉腰，调匀呼吸，两腿站立，与肩同宽，然后稳健地做腰部充分的前屈和后伸各5～10次。运动时要尽量使腰部肌肉放松，年轻人运动时，在保证安全的情况下，可努力将身体"对折"。

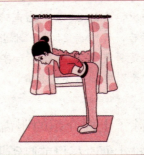

❸ 转腰

双手叉腰，调匀呼吸，两腿开立，稍宽于肩。以腰为中轴，先按顺时针方向做转胯运动，再按逆时针方向做同样的转动，速度由慢到快，旋转的幅度由小到大，如此反复各做10～20次。在做的过程中一定要注意保持上身的直立状态，腰随胯动，但身体不要过分地前仰后合。

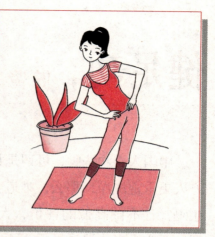

❹ 拱腰

仰卧床上，双臂置于体侧，调整呼吸。吸气，曲双膝，脚跟尽量接近臀部；呼气，双手抱脚踝，缓缓地把臀部抬高，身体如拱桥状，保持30秒钟，自然地呼吸；慢慢呼气，臀部落下还原到仰卧姿势。每次可锻炼5～10次。如果手够不到脚踝，可以让双手平放在身体两侧。

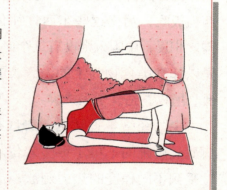

腰部有督脉之命门穴，以及足太阳膀胱经的肾俞、气海俞、大肠俞等穴，搓后感觉全身发热，具有补肾纳气、温肾强腰、舒筋活血之功效。

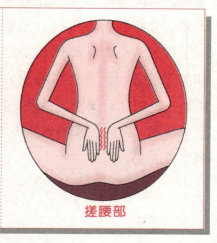

搓腰部

健足功，健肾之道始于"足"下

　　中国人喜欢洗脚，可谓是具有东方特色的养生之道，因为西方人更重视洗澡，那么，难道全身都惠及的洗澡还不如洗脚更养生吗？且不做高低的评价，大体来讲各有其道。为什么这么说呢？西方人喜欢洗澡是因为西方人整天把什么鱼肉等高脂肪的东西当饭吃，消化这些东西往往体味较重，所以洗澡成为一种必需。相反，中国人则没有这个必要，因为大多数时候我们的膳食是以纤维类食物为主的，清淡的食物让身体往往变得清纯、淡雅，所以，适宜于多洗脚。

　　中医经络学说认为，脚底是各经络起止的会聚处，脚背、脚底、脚趾间汇集了很多穴位。经常进行足部按摩，使诸多穴位受到不同程度的热力刺激，从而帮助人体内环境得到调节与平衡，提高免疫功能，达到调理脏腑、舒经活络的功效。具体说来，如脚面属于胃经，足底涌泉穴连着肾经，足大脚趾外侧属于脾经，小脚趾外侧属于膀胱经。胃的经络通过脚的第二趾和第三趾之间，胃经络的原穴也在脚趾的关节部位，故脚的二趾、三趾粗壮有弹性。另外，胃肠功能强的人，站立时脚趾抓地也很牢固。所以，那些走路经常摔倒的人，可能需要考虑是否胃肠功能虚弱。

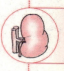

❶ 泡脚养肾

　　具体做法：先取适量温水放置于脚盆之中，水温以脚部感觉舒适为准，也可遵医嘱在水中加入适量的中药方剂（一般说来，气虚的人可选用党参、黄芪、白术等补气药。高血压患者宜将菊花、枸杞子、桑枝、丹参等与冰片少许煎药泡脚；需要活血补肾的人可选择当归、赤芍、红花、川断等；皮肤干燥的人可选择桂枝、金银花、红花等中药。将这些中药每样取用 15～20 克，用砂锅煎煮，然后将煎好的药液去渣倒进桶里，再加入热水，每天浸泡 30 分钟为佳）。水不要一次性注到位，以免过凉，当然如果能换水则可一次性没过脚踝，双脚浸泡 15 分钟，后用手或热毛巾擦干即可。每晚洗毕后半小时内上床就寝为佳。

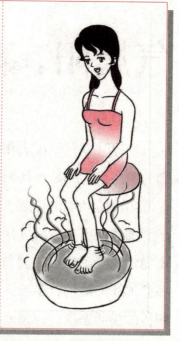

❷ 搓脚养肾

　　具体做法：每天坚持搓脚心 1～2 次，每次左右脚心各搓 100 下。也可以脱掉鞋，把一个网球大小的球状物顶在脚心，来回滚动一两分钟，有助于防止足弓抽筋。

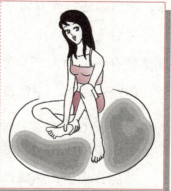

❸ 晒脚养肾

　　具体做法：脱掉鞋袜，将两脚心朝向太阳晒 20～30 分钟，让阳光中的紫外线直射脚心，这就像在足底为自己安装了一个电子装置一般，可以很好地促进全身代谢，加快血液循环，提升内脏器官的活力，补益肾气。

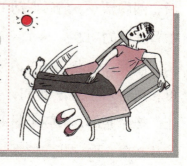

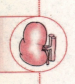
气属阳，补气的人三个运动小动作

　　春夏时节，气虚者虽然感到很舒服，但也要注意防暑降温，因为出汗代表的是人体阳气的散发，但也不要肆意贪凉，或者在潮湿阴冷的环境中长期工作，因为寒湿也会伤害人体的阳气。由于气虚者气不足，所以性格多内向、精神不振、胆小易惊、情绪不稳定。除了适当的补气调治之外，还可以在情志上进行调节，多参加社交活动，多与人沟通，使性格开朗，培养乐观的情绪与积极的生活态度，保持心情平静，身体的气血通畅。肾为元气之根，故气虚还宜作养肾功，其功法如下。

　　屈肘上举：端坐，两腿自然分开，双手屈肘时侧举，以两胁部感觉有所牵动为度，随即复原，可连做 10 次。

　　抛空：端坐，左臂自然屈肘，置于腿上，右臂屈肘，手掌向上，做抛物动作 3～5 次，然后，右臂放于腿上，左手做抛空动作，与右手动作相同，每日可做 5 遍。

　　荡腿：端坐，两脚自然下垂，先慢慢左右转动身体 3 次，然后，两脚悬空，前后摆动 10 余次。本动作可以活动腰、膝，具有益肾强腰的功效。

　　摩腰：端坐，宽衣，将腰带松开，双手相搓，以略觉发热为度；再将双手置于腰间，上下搓摩腰部，直至腰部感觉发热为止。搓摩腰部，实际上是对命门、肾俞、气海俞、大肠俞等穴的自我按摩，而这些穴位大多与肾有关。待搓至发热之时，可起到

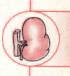

疏通经络、行气活血、温肾壮腰之作用。

"吹"字功：直立，双脚并拢，两手交叉上举过头，然后，弯腰，双手触地、继而下蹲，双手抱膝，心中默念"吹"字音，可连续做 10 余次，属于"六字诀"中的"吹"产功，常练可固肾气。

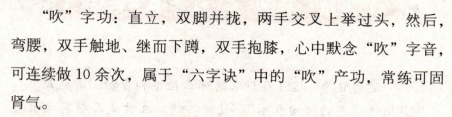

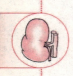
 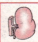
养肾是健康的根本

> 运动健肾，远没有想象的那么枯燥和费劲。缩肛就是简便实惠的"回春术"，散步，就能在你走马观花之时就能让肾得到呵护。而传统的五禽戏，古老的瑜伽与流行的走猫步更让运动丰富多彩，让健肾锻炼充满乐趣。

缩肛，简便又实惠的"回春术"

补肾要适当，补肾应当针对肾阴、肾阳虚衰的不同，采用不同的方法来调理、补益。肾阴虚者常有一些肺热的症状，如咽干、咽痛等，还有就是容易出现腰膝酸软、头晕耳鸣、舌苔偏红等症状。在日常生活中，可选用海参、枸杞子、甲鱼、银耳等进行滋补。除此之外，还可以做一种经济、实惠的补肾运动——缩肛。

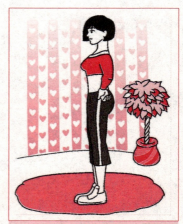

站立时，平静呼吸，放松腹肌。

缩肛，顾名思义，指的就是有规律地收缩肛门，即做运动时经常所说的盆底肌锻炼。忙碌的现代人坚持本锻炼一段时间后，可对阳痿早泄的恢复有很大的帮助，可预防与治疗前列腺疾病、痔等，对性生活的强度有一定的提升。

具体做法：收紧、提起肛门、会阴及尿道，保持5秒钟，然后放松，休息10秒钟，再收紧、提起；尽可能反复多次，一天3回，每回约15次，每天大体完成45次。每回尽可能调整身体姿态，比如，早上平卧位完成15次，下午就用站立位完成15次，晚上还可以选择用坐位完成15次。在此基础上，再做8次短而快速的收紧和提起。通过反复进行肛门会阴的收缩—放松，争取达到每次收缩10秒钟以上，连续做15分钟，每日进行1～3次，坚持9周左右。

这个过程中，锻炼者应平静呼吸，并尽量放松腹肌。具体说来，呼气时，做排便时的缩肛动作，吸气时放松。而且每天尽量坚持1次排尿过程中有意识地放慢排尿速度或中断尿流数次。

平卧或直立，全身放松，自然呼吸，反复进行30次左右，早晚均可进行。本方法可促进盆腔周围的血液循环，帮助性器官的康复，对防治肾气不足引起的女性性欲低下有较好的功效。

现代人的生活紧张忙碌，很多人因为忙于事业而没有足够的时间和精力去参加全身性体育运动，长期不运动，必会给身体健康带来隐患。这类人可做做缩肛运动。

缩肛就是有规律地收缩肛门，我国中医学中所说的"回春术"，就包括缩肛运动这项内容。这项

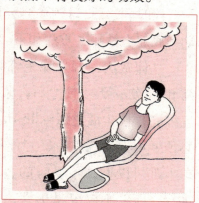

斜卧时，全身放松，自然呼吸。

运动不需要多长时间，但功效却很显著，用"经济实惠"这个词来形容一点也不过分。

对男性来说，有规律地收缩肛门，是对前列腺有效、温柔的按摩，可以促进会阴部的静脉血回流，使前列腺充血减轻、炎症消退，对于预防和辅助治疗前列腺疾病有很大的帮助。这一方法还可以有效防止肛周静脉瘀血，增强肛门部位抵抗疾病的能力，对中老年人易患的痔瘘、肛裂、脱肛、便秘、慢性结肠炎等均有较好的防治效果。

对于女性来说，缩肛运动对提高女性的性功能大有裨益。女性通过这项锻炼，可以强化耻骨尾骨肌，这是参与性生活的主要肌肉。经常锻炼这部分肌肉，可以增强女性对性生活的感受，使其更容易获得性高潮。

现代有很多女性生孩子都选择剖宫产，而不愿意自然分娩。怕痛是一个原因，还有一点就是怕自然分娩会造成产道松弛，影响以后的夫妻生活质量。但如果坚持做缩肛运动，产后不但不会影响性生活的质量，还有助于提高夫妻生活的质量。

还有一些中老年人一打喷嚏就会出现漏尿的情形，但缩肛练习一段时间之后，打喷嚏就再也不会出现漏尿了。那么，缩肛运动到底怎么做呢？方法如下。

具体做法：每天晚上临睡前以及早晨起床时，躺在床上各缩肛 50 次；大小便之后，紧接着缩肛十多次；重体力活时要注意缩肛；性生活之后缩肛 10 次，更有效果。但要注意，缩肛时必须要用力，练完后最好能排尿 1 次。缩肛运动在上班的公交车上都可以做，不受时间、场地限制，站立、蹲位、躺卧均可进行。所以不仅仅是男性，女性也可以坚持锻炼，老年人尤其如此。

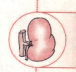

太极，刚柔相济的养肾"慢运动"

太极始于无极，分两仪，由两仪分四象，演变八卦。依据《易经》阴阳之理、中医经络学、导引、吐纳综合地创造一套有阴阳性质、符合人体结构、大自然运转规律的一种拳术，古人称为"太极拳"。

经常练习太极拳可以强身健体。中医认为，人身之阴阳，往往不得其平，则血气滞而疾病生。太极拳以功为本，以拳为母，以养为主。作为其内功修炼之道，太极拳一系列功法可以疏通经络、平谧阴阳、培补内气、增长内功。无论中医学还是太极拳，其防病治病、养生保健，最终都要落实在脏腑功能上，所以说两者在这一层面上是相通的。而肾在中医脏腑中地位犹殊，下面我们就来讨论一下太极拳对肾功能的一些作用。

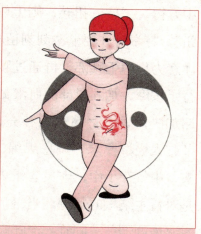

太极拳以功为本，以拳为母，以养为主。作为其内功修炼之道，太极拳一系列功法可以疏通经络、平谧阴阳、修炼内气、增长内功。

中医理论中有"肾为真元之根本，性命之所关"。肾的主要功能为肾藏精，主水，主纳气，其中肾主水与主纳气的功能均是从肾藏精这一功能衍生出来的。肾藏精指肾具有封藏精气、元气功能。精的来源有先天之精（来源于父母之精）和后天之精（从

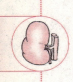

饮食中吸取的营养及空气中摄取的清气）。同时肾精以肾气的形式弥散下焦以调节水液代谢，即肾主水。自然界中的清气由肺吸入，在肾化精，即肾主纳气。若是肾精不足、肾气不固便会出现腰膝酸软、神疲乏力、小便频数而清、呼吸浅表等水液代谢失调和精神疲乏、失于充养的表现。

太极拳则通过腰脊部运动以及呼吸的调节对肾功能进行锻炼。陈鑫所著中有"腰为上下体之关键，不可软，不可硬，折其中方得"，"腰一扭转，则上体自然扭转，与下体相照，是腰为枢纽"。打拳时亦要求"刻刻留心在腰隙"。首先通过意志导引，使注意力集中于腰部。再通过腰部动作的扭转、浮沉运动，对肾进行了按摩，加强肾部的血液循环。运动后消化功能增强，新陈代谢加快，后天之精得以补充，加强肾藏精的功能。对于呼吸调节，太极拳要求"调息绵绵，气沉丹田"，"气归丹田，上虚下实，中气存于中，虚灵含于内"。这些太极拳对气的蓄养训练就是对肾主纳气的锻炼。当气沉丹田时，肾部血流加快，有利于肾对水液的调节。同时，深呼吸通过吐故纳新，化为后天之本充实肾精，加强肾功能。

太极拳锻炼还能有效地防治老年痴呆症。因太极拳往往要求左、右手同时往不同的方向运动，且动作也不尽相同，这就能激发左右大脑半球之间的联系，增强两个半球的协调性。太极拳每个动作都包含阴阳之变化，虚与实、动与静、表与里、开与合、进与退、收与放、左与右、刚与柔、正与偶，相辅相成，又强调整体观念，要求身心合一，松静无为，内外上下完整一气，以意调气，气随意行，意到气到。因此久练太极拳能调整阴阳，加强神经系统对其他系统及器官功能的调节，使记忆力、反应力、判断力、思维力得到提高，从而对老年人的身心健康、精神生活，

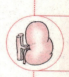

起到良好的促进作用。

太极拳还可以有效地促进人体内的经络疏通与气血流畅，有利于人体新陈代谢和增强各器官及各系统的功能，从而增强对外界环境的适应能力和抵抗能力。经常打太极拳对心脏血管系统有良好的影响，能加强血液循环，对预防各种心脏疾病、高血压及动脉硬化具有较好的调理作用。

太极拳练习已蔚然成风，但在练习的过程中，依然存在很多不规范的情况，这里做一简单说明。太极拳锻炼要调身、调息、调心，全神贯注。同时，注意运动时的动作要采用松而有力、刚柔并进、连绵不断地运行之法；运动时锻炼者的姿势应做到头颈正、含胸拔背、松腰松胯、松静自然、气沉丹田、上下相随、动中求静；锻炼者可根据自己的健康状况、体力来选择太极拳锻炼的运动量。一般地，打一套简化太极拳可用4～6分钟，其能量消耗为3.0～4.2MET（梅脱），要求运动时的心率为105～120次/分。年老体弱者可由简入繁，循序渐进，待身体适应后再逐步增加练习时间、组数为好。

瑜伽，古老印度的瘦身养肾大法

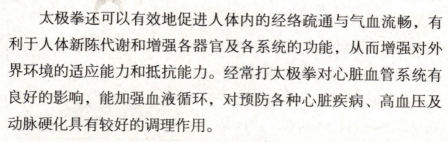

肾位于我们下背的左、右两侧。它和肝一样，都是我们人体的垃圾处理场、排毒站。不过，肾和肝有一个最大的不同就是，肝没有神经，它不知道疼痛，所以一般都是在体检或是发病晚期时候才能发现肝出了问题。肾就不同了，它累了，不舒服时会像头痛一样很明显地反映出来，提醒你要好好做肾的保养了，只要比较注意自己身体的人，就会很清楚地感觉到肾状况的好与坏。而对肾的保养就像学生学习一样，要注意平时的努力，否则等到考试时，临时抱佛脚不能解决问题。我建议平时可以练瑜伽。瑜伽起源于与我国拥有同样悠久历史的印度，已有 5000 多年的历史，是一种精神和肉体相结合的健身术。"瑜伽"一词是梵文的译音，是"结合""一致"的意思，即自我与内在的精神因素相结合。瑜伽的目的有两个方面，一是培养身体的自然美，并获得高水平的健康状况；二是唤醒休眠在人体内的巨大动力，并用其来开发自身独特的潜力，获得自我实现。

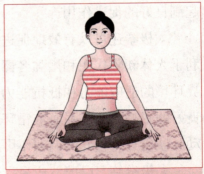

一是培养身体的自然美，并获得高水平的健康状况；二是唤醒休眠在人体内的巨大动力，并用其来开发自身独特的潜力，获得自我实现。

　　在瑜伽众多体位法中，有很多保养肾的动作。其中，以蛇式、弓式、桥式与猫式等最能刺激肾，也最可以达到活化器官的目的。经常练习瑜伽的人会发现，这些动作都是扩胸类的体位法。扩胸和锻炼肾有着什么样的联系吗？只要我们把胸打开，两手在背后或地面上支撑好向后仰，这个后屈的姿势，就正好会压迫到肾。而做这些动作停留一阵，或许下背会有些不适，有的人甚至可以感觉左右肾被压迫到的感觉。不过，只要你的身体不是特别不好，只要回到婴儿式休息，就能解除上述这些不适。而中医认为，养肾不是只保养肾这个器官，肾上腺也是另一个重点。它位于腹腔内，上述的体位法也正好能压迫和刺激到腺体，促使肾上腺素分泌平衡。

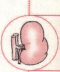

❶ 蛇式

改善脊柱灵活性，强健脊柱肌肉。眼镜蛇式对于背痛、椎间盘突出的康复非常好。如果练习方法得当，此体位甚至可以治愈脊柱的伤病。它扩展胸腔，增加肺活量，强健肩膀，可以增加意志力、信心和耐力。所有的脊神经会变得更灵活、更强健，心神更安定，消极情绪也会减少。此法可促进血液循环，滋养脊柱神经和血管，令体内各腺体"规律活动"，改善月经，益于生殖器官和女性性功能失调的恢复。做此动作时要俯卧，两腿自然向后伸直，双手放于胸前，垂直于地板。慢慢伸直两臂，支撑起身体，使脊柱向后，颈部向后放松。

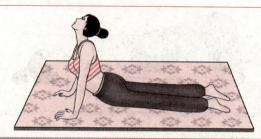

❷ 强化弓式

促进内分泌、甲状腺功能正常，对性冷淡、肠胃失调等症均有疗效。还能消除背部赘肉，矫正驼背，健胸瘦身，预防臀部下垂，塑造身体曲线，美容效果显著。做此动作时要采取俯卧姿势，双脚并拢，双手平放体侧。吸气，弯曲双膝，双手向后抓住脚踝，额头触地，然后将双腿慢慢抬高至极限，双臂要伸直；吐气，上身挺起，头部后仰，突出喉部与下颌，全身呈弓形姿势，双腿尽量向上向后蹬伸，最大限度地抬高双腿，强化腰部的挤压，意识放在腹部、腰部。保持此姿势，自然呼吸5次，重复练习3遍。最后婴儿式放松。

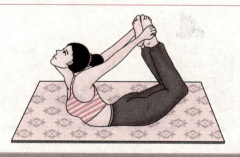

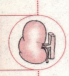

❸ 桥式

对驼背、肩周炎、腰腿无力有疗效，消除颈椎、肩膀紧张，美化臀部，强化腿部肌肉力量和脚踝的力量。做此动作时要仰卧，双臂置于体侧，调整呼吸。吸气，屈双膝，将身体抬起来，双手托腰，大臂支撑于地。呼气，将脚跟抬起，膝盖并拢，大腿内侧肌肉夹紧。先吸气，然后呼气，同时左腿向上伸直，保持5～10秒钟，自然地呼吸。吸气，左腿落下，支撑，呼气，将右腿向上伸直，保持数秒，自然地呼吸。左右腿做3次，然后放松还原。

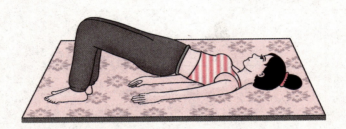

❹ 猫式

支撑头部的颈部，会因为姿势歪曲而受到影响，因为颈部是身体部位中很纤细的敏感部位。这个姿势可以矫正头部的歪斜，消除颈部疲劳。做这个动作时，两脚不重叠正坐。两手放在膝盖前的地面上。用辞谢的姿势向前倾倒，额头着地。缓慢地翘起臀部，两手支撑头部，稍微使头部承受体重。稍微使臀部放低，缓慢地转动头部，头部朝不同的方向转动。自然呼吸，反复重复以上动作有按摩头皮的功效。返回原位时，把两个握住的拳头上下重叠，额头放在上面，喘气放松。

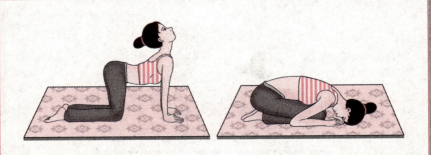

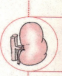

⑤ 养肾护腰

　　我们该做些什么呢？其实说简单一点就是要锻炼腰部肌肉，可以常扭腰、睡前在床上做燕子飞运动。所谓燕子飞就是双臂向身体两侧伸开，与地面平行，类似钟表 9 时 15 分时针与分针的位置；然后双臂同时向 10 时 10 分的位置抬起，再回落。连续做20～30 次。另外，踮脚并伸长脖子，保持几秒钟，反复做，则肩部、颈部和脚部肌肉都能得到锻炼。此外，对于久坐的上班族来说，可以每隔段时间便做做扩胸运动（此时，双肘要放平），以及向后仰腰、向上牵拉等，都是很好的养肾方法。

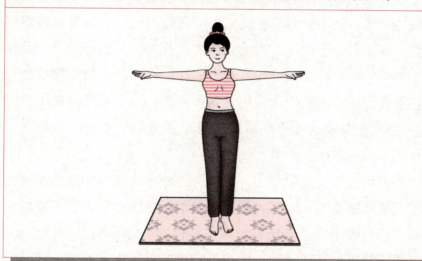

倒走，倒行也能把肾养

　　后退行走又叫"倒走"，是一种有益的健身方法。倒走与向前走使用的肌群不同，可以弥补我们正常走路时的不足，给不常活动的肌肉以刺激。倒走时需要腰身挺直或略后仰，这样脊椎和腰背肌将承受比平时更大的重力和运动力，使向前行走得不到充分活动的脊椎和背肌受到锻炼，有利于气血顺畅。

后退时，双腿要用力挺直，膝盖不能弯曲，这就增加了膝关节、股肌承受重力的强度，从而会使膝关节周围的肌肉、韧带、股肌都得到锻炼。因后退走脚尖是虚着地，主要靠踝关节和足跟骨用力，又使这些相应部位的功能得到了锻炼。行走时，要留意运动方向，因而对空间和知觉的感知能力将得到锻炼而增强；还要掌握平衡，以防摔倒，因而将会使主管平衡作用的小脑也受到积极的训练，使小脑调节肌肉紧张度及协调随意运动等功能得到增强，从而有利于提高人的反应能力。此外，后退行走时，动作频率较慢，可自行调节步伐，体力消耗也不大，这项活动很适合那些不宜做剧烈运动的人采用（如体弱者、冠心病及高血压患者等）。如果在其他运动完毕后再后退走还有助于调节心情和促使身体疲劳的自然恢复作用。

整日伏案工作或学习的人，采用这种方法能有效地消除疲劳和腰背酸痛之苦。有研究表明，中老年慢性腰背痛患者，每次倒走后会感到腰部舒适轻松，长期坚持做对腰痛有明显治疗作用。青少年正值生长发育时期，采用倒走也有益于躯干发育，降低鸡胸驼背的发生率。科学研究表明，倒走可以锻炼腰脊肌、股四头肌和踝膝关节周围的肌肉、韧带等，从而调整脊柱、肢体的运动功能，促进血液循环。长期坚持倒走对腰腿酸痛、抽筋、肌肉萎缩、关节炎等有良好的辅助治疗效果。更重要的是，由于倒走属于不自

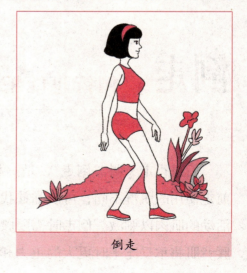

倒走

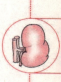

然活动方式，可以锻炼小脑对方向的判断和对人体的协调功能。

施行倒走时的要领是：走时膝盖不要弯曲，步子均匀而缓慢，双手握拳，轻轻地向前后摆动，挺胸并有规律地呼吸。每天倒走200～400步，长期坚持，可以使全身放松，身体直立，胸部挺起，膝关节不曲，两臂前后自由摆动，走动起来有骨骼圆润，全身轻松如松绑的快感。倒走可刺激不常活动的肌肉，促进血液的循环，平衡人的机体，对防治脑萎缩特别是腰腿痛有疗效。

另外，值得注意的是，倒走在室内室外皆可进行，但人多车多的地方、低洼不平的路上却不宜行走，以免摔倒，尤其老年人更应注意安全。

散步，闲庭信步轻松把肾养

俗话说得好："没事常走路，不用进药铺。"散步是我国传统的健身方法之一。《黄帝内经》称要"广步于庭"，这里的广步就是走路，也就是散步。事实上，脚除了带动肢体运动之外，更重要的是推动气血运动。中医认为，气血以动为贵，经络以通为要，只有这样，才能维持正常的生命活动。一旦气滞血瘀，经络闭阻，脏腑、组织、器官就要发生病变。而我们只要迈开双脚，就能推动气血的运行，气血流通就保证了全身各组织器官营养物质的供应，也锻炼了脚上的穴位。当然散步时还要注意一些事项：体弱者每小时走5公里以上最好，走得太慢则达不到强身健体的目的。只有步子大，胳膊甩开，全身活动，才能调节全身各

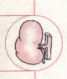

器官的功能，促进新陈代谢。而且时间最好在清晨或饭后进行，每日 2～3 次，每次半小时以上。失眠者可在晚上睡前 15 分钟散步。每分钟走 80 米为宜，每次半小时，会收到较好的镇静效果。肾病患者的血压也往往偏高，所以建议肾病伴随高血压病患者步速以中速为宜，行走时上身要挺直，否则会压迫胸部，影响心脏功能，走路时要充分利用足弓的缓冲作用，要前脚掌着地，不要后脚跟先落地，因为这样会使大脑处于不停的振动状态，容易引起一过性头晕。

另外我们经常说："饭后百步走，活到九十九。"其实饭后"百步走"，非但不能活到"九十九"，还会因为运动量的增加，影响消化道对营养物质的吸收。尤其是老年人，肾功能减退，吃完饭后，身体中的气血要到肠胃集合，消化食物，但是你却非要散步，使得气血分散，俗话说"一心不能二用"，气血心力交瘁，久

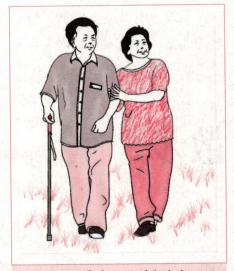

饭后百步走，活到九十九。

而久之，身体便会出现毛病。正确做法是在饭后应该静坐休息半小时，等胃内食物初步吸收后再行运动。饭后散步一定要等到饭后 1 小时以后进行。

那么，怎么样散步才能起到保健作用呢？

苏联体育科学家把步行锻炼划分为 5 类：很慢速走，每分钟走 60～70 步，每小时 2.5～3 公里；慢速走，每分钟走 70～90 步，时速 3～4 公里；中速走，每分钟走 90～120 步，时速 4～5

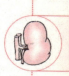

公里；快速走，每分钟走 120～140 步，时速 5.5～6 公里；很快速走，每分钟 140 步以上。散步时应该是抬头挺胸，迈大步，双臂要随步行的节奏有力地前后交替摆动，路线要直。一个没有肾病的人，经过几个月的步行锻炼后，就可以把步行速度提高到快速走的上限指标——每分钟走 140 步，以这种节奏走 1 小时即接近一万步。运动的强度要因人而异。一般是走到稍稍出汗，就能达到锻炼和健身的目的。中老年人步行时，应由少到多、由慢到快，循序渐进。快步走时的心率以不超过每分钟 100～110 次为宜。

让我们大踏步向前，随着社会前进的车轮，走向健康、走向美好生活……

走猫步，让"性"福生活悄悄回笼

电视剧《老大的幸福》热播，而一些台词也备受关注，比如，其中说了三句话，除了"想美事""唱幸福"之外，还有一句是"走猫步"。

专业一点的名称是"台步"。指时装模特在进行时装表演时所使用的一种程式化的步子。走猫步有讲究，其实就养生而言，还是一种优美的养肾锻炼。首先猫步的特点是双脚脚掌呈"1"字形走在一条线上。说到底，就是人们常说的走"直线"。直，会使人想到笔直、强直、僵直，可人要是走猫步的直线，却恰恰成就了相关肢体弯曲自如。行进时左右脚轮番踩到两脚间中线的位置，或把左脚踩得中线偏右一点，右脚踩得中线偏左一点，并产生一种韵律美。人的腿一走猫步，就会自然地内弯曲，而探出的脚弓，也会弯曲得更有弹力。腿往里一弯曲，落地不够长了，这就带动胯骨向一侧拉伸，而另一条腿马上落地，又带动着胯骨向另一侧拉伸，腰部左右弯曲的摆胯，使走猫步者摇曳多姿。

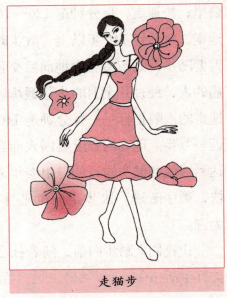

走猫步

再来看走猫步的养肾之功。人体会阴部有个会阴穴，中医认为，会阴穴属任脉，是任、督二脉的交汇之点。按压此穴不仅有利于泌尿系统的保健，而且有利于整个机体的祛病强身。男性每天抽出一定时间走走"猫步"，由于姿势上形成了一定幅度的扭胯，这对人体会阴部能起到一定程度的挤压和按摩的作用。所以，除了能增强体质，缓解心理压力外，还能补肾填精，增强性功能。对男性来说，能预防和减轻前列腺炎的症状，而女性则可以减轻盆腔的充血，缓解腹部下坠和疼痛感。

五禽戏，壮腰健肾的"古老运动"

五禽戏又称"五禽操""五禽气功""百步汗戏"等，据说由东汉医学家华佗创制。"健身五禽操，虎鹿熊猿鸟；形神兼具备，长练永不老。"由以上诗句可知五禽戏是由模仿五种动物的动作组成的一种中国传统健身方法。

五禽戏和太极一样讲究"外动内静""动中求静""动静兼备""刚柔并济""内外兼修"。五禽戏锻炼要做到：全身放松，意守丹田，呼吸均匀，形神合一。练习五禽戏关键在一个模仿，五禽戏顾名思义，就是模仿五种动物，因此，练虎戏时要表现出威武勇猛的神态，柔中有刚，刚中有柔；练鹿戏时要体现其静谧恬然之态；练熊戏时要在沉稳之中寓有轻灵，将其剽悍之性表现出来；练猿戏时要仿效猿敏捷灵活之性；练鸟戏时要表现其展翅凌云之势，方可形神兼备。练习五禽戏主要运用腰的力量，所以可活动腰肢关节，壮腰健肾，疏肝健脾，补益心肺，从而达到延年益寿的目的。

❶ 虎戏

脚后跟靠拢成立正姿势，两臂自然下垂，两眼平视前方。两腿屈膝下蹲，重心移至右腿，左脚虚步，脚掌点地，靠于右脚内踝处，同时两掌握拳提至腰两侧，拳心向上，眼看左前方。左脚向左前方斜进一步，右脚随之跟进半步，重心落于右腿，左脚掌虚步点地，同时两拳沿胸部上抬，拳心向后，抬至口前两拳相对翻转变掌向前按出，高与胸齐，掌心向前，两掌虎口相对，眼看左手。

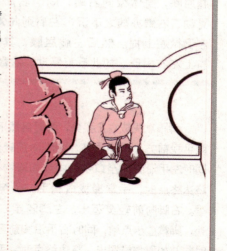

上面说的是左式，右式稍有不同。左脚向前迈出半步，右脚随之跟至左脚内踝处，重心落于左腿，右脚掌虚步点地，两腿屈膝，同时两掌变拳撤至腰两侧，拳心向上，眼看右前方。余与左式相同，唯左右相反。如此反复左右虎扑，次数不限。

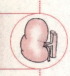

❷ 鹿戏

身体自然直立，两臂自然下垂，两眼平视前方。右腿屈膝，身体后坐，左腿前伸，左膝微屈，左脚虚踏；左手前伸，左臂微屈，左手掌心向右，右手置于左肘内侧，右手掌心向左。两臂在身前同时逆时针方向旋转，左手绕环较右手大些，同时要注意腰胯、尾骶部的逆时针方向旋转，久而久之，过渡到以腰胯、尾骶部的旋转带动两臂的旋转。右式动作与左式相同，唯方向左右相反，绕环旋转方向亦有顺逆不同。

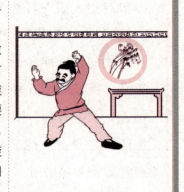

❸ 熊戏

身体自然站立，两脚平行分开与肩同宽，双臂自然下垂，两眼平视前方。先右腿屈膝，身体微向右转，同时右肩向前下晃动、右臂亦随之下沉，左肩则向外舒展，左臂微屈上提。然后左腿屈膝，其余动作与上左右相反。如此反复晃动，次数不限。

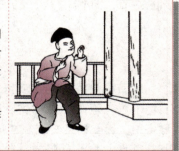

❹ 猿戏

脚跟靠拢成立正姿势，两臂自然下垂，两眼平视前方。两腿屈膝，左脚向前轻灵迈出，同时左手沿胸前至口平处向前如取物样探出，将达终点时，手掌撮拢成钩手，手腕自然下垂。右脚向前轻灵迈出，左脚随至右脚内踝处，脚掌虚步点地，同时右手沿胸前至口平处时向前如取物样探出，将达终点时，手掌撮拢成钩手，左手同时收至左肋下。左脚向后退步，右脚随之退至左脚内踝处，脚掌虚步点地，同时左手沿胸前至口平处向前如取物样探出，最终成为钩手，右手同时收回至右肋下。右式动作与左式相同，唯左右相反。

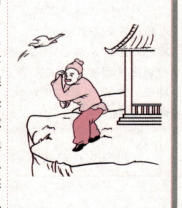

⑤ 鸟戏

两脚平行站立，两臂自然下垂，两眼平视前方。左脚向前迈进一步，右脚随之跟进半步，脚尖虚点地，同时两臂慢慢从身前抬起，掌心向上，与肩平行，两臂向左右侧方举起，随之深吸气。右脚前进与左脚相并，两臂自侧方下落，掌心向下，同时下蹲，两臂在膝下相交，掌心向上，随之深呼气。右式同左式，唯左右相反。

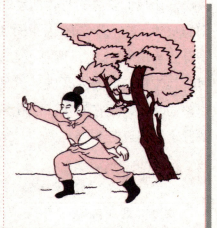

手足操，简便易行的健肾运动

　　2008 年的北京奥运会让世界瞩目，尤其是中国男子体操队重新在祖国首都登上奥运会的领奖台，更是让铮铮铁骨男儿热泪盈眶。看着力与美的结合，看着一套套近乎完美的体操，突然想到小时候也会做课间操，一群孩子唧唧喳喳地飞向操场，伴随着悠扬的音乐、低沉的男中音，开始整齐地做着操，那时的生活真是无忧无虑、快乐异常。记得那个时候做操前还要喊口号，类似："发展体育运动，增强人民体质。"那个时候懵懂的我想："做个操就可以增强体质、锻炼身体？"

　　我们都知道，人的身体离不开新陈代谢的作用，就像植物的生存离不开光合作用一样。新陈代谢离不开营养物质和氧气，而人在安静状态下所获得的氧气非常有限，但在身体充分活动的情况下，呼吸功能增强，血液循环加快，氧气的获得量也增加。做做操，让我们安静的身体活动起来，使得氧气源源不断地流向我们的身体，有利于新陈代谢的加快。做课间操还可以让我们的脑子得到暂时的休整，调整好状态，更有利于接下来的工作和学习。其实现在好多人肾虚，就是因为生活压力大，身体没有及时休整的时间，现在好了，"肾虚族"每天抽出几分钟的时间，做做操，就可以起到强肾健体的作用，来看一下强肾健体操。

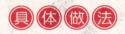

端坐，两腿自然分开，与肩同宽，双手屈肘侧举，手指伸向上，与两耳平。然后，双手上举，以两肋部感觉有所牵动为度，随后复原。可连续做3～5次为一遍，每日可酌情做3～5遍。做动作前，全身宜放松。双手上举时吸气，复原时呼气，且力不宜过大、过猛。这种动作可活动筋骨、畅通经脉，同时使气归于丹田，对年老、体弱、气短者有缓解作用。

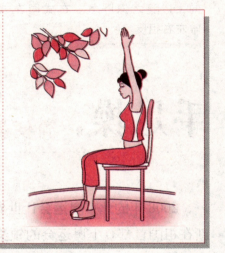

端坐，两腿自然下垂，先缓缓左右转动身体3～5次。然后，两脚向前摆动10余次，可根据个人体力酌情增减。做动作时全身放松，动作要自然、缓和，转动身体时，躯干要保持正直，不宜俯仰。此动作可活动腰膝、益肾强腰，常练此动作，腰、膝得以锻炼，对肾有益。

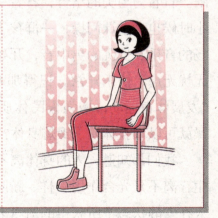

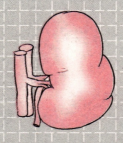

YANGSHEN SHI JIANKANG DE GENBEN

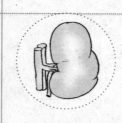

第六章

房事与养肾，
修身养性护肾有道

房事，即性生活。中医学历来重视房事养生，尤其对养肾而言，作用不可小觑。中医认为："『房中之事，能生人，能煞人。譬如水火，知用之者，可以养生；不知用之者，立可尸之矣。』不难看出，房事养生应本于自然之道，避免损伤，需得其术，方能养生延寿。

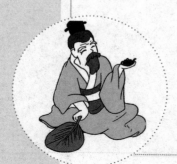

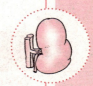

本章看点

- 节欲养肾，观念比技巧更重要
- 起居助性，健康并"性"福着

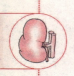
中医认为肾藏精。肾精化生出肾阴和肾阳，对五脏六腑起到滋养和温煦的作用。肾阴和肾阳在人体内相互依存、相互制约，维持人体的生理平衡。如果这一平衡遭到破坏或者某一方衰退就会发生病变，男性会出现阳痿早泄、滑精、精液病等病症，女性也会出现月经不调、崩漏等病症。因此，与爱人"乐不思蜀"的时候，请千万注意"度"。

性养生，保肾精就是养肾保命

《黄帝内经》中把肾封为"作强之官"。"作强"是什么意思？尽管说法不统一，但总体来看，与工匠有关系被很多人接受。古时候，"作强之官"管理的主要是一些实用技巧或发明创造等事物。所以，《黄帝内经》认为肾"加公进爵"，是将其看作创造生命的高度来认识的。

精是什么？是维持生命的最

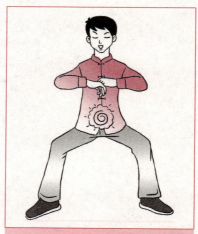

精是维持生命的最基本的物质。

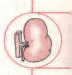

基本的物质。《素问·金匮真言论》说："夫精者，生之本也。"精气包括"先天之精"和"后天之精"。"先天之精"是禀受父母的生殖之精，即《灵枢本神》所说的"生之来，谓之精"；"后天之精"来源于通过脾胃运化功能而生成的水谷之精气，以及脏腑生理活动中化生的精气通过代谢平衡后的剩余部分藏之于肾，故《素问·上古天真论》说："肾者主水，受五脏六腑之精而藏之。"肾对于精气有闭藏之功，为精气在体内能充分发挥效用创造了良好条件，具有防止精气流失而影响生命滋养生长的功能，所以，《素问·六节脏象论》才有言："肾者主蛰，封藏之本，精之处也。"

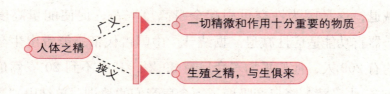

　　尿液的排泄虽由膀胱所主，但仍靠肾的气化功能才能维持正常。因此，排尿异常的病症，如遗尿、尿频、尿失禁、少尿、尿闭等，常与肾气虚有关。生殖系统功能也受肾功能影响，如肾虚则会出现阳痿、遗精、早泄等症；粪便的排泄，本是大肠的传化糟粕功能，但也与肾的气化、温煦、封藏功能有关。因此，人在患肾病时，常影响到粪便的排泄。例如，肾阴虚，可致肠液枯涸而便秘；肾阳虚则导致大便溏泻；肾的封藏失司时，则久泄滑脱。

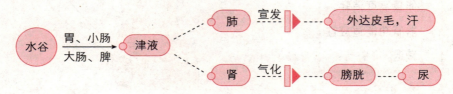

性生活，房事有节和谐是本

性生活是人们正常生活的一个重要组成部分，这一点，是无论什么圣贤都否定不了的。古人告子直言不讳地说："食、色，性也。"《礼记·礼运》又说："饮食男女，人之大欲存焉。"可见圣人也要承认性生活是人们所必需的。

现代医学认为，长期性生活过度，会使人的免疫系统调节功能减退，这是因为性交可引起全身高度兴奋，促使能量高度消耗，器官功能适应性减退。据统计，中国古代帝王能查出生卒年份的有 209 人，他们平均寿命只有 39 岁，其中不到 20 岁驾崩的就有 31 人。清乾隆皇帝吸取了短命皇帝们的教训，总结出"酒勿

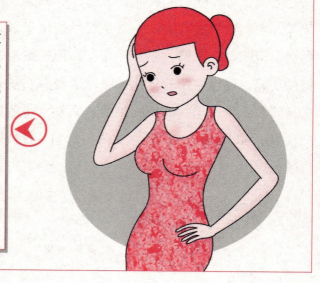

性生活过度

长期性生活过度，会使人的免疫系统调节功能减退，这是因为性交可引起全身高度兴奋，促使能量高度消耗，器官功能适应性减退。

醉，色勿过"等养生术，结果活到了88岁。唐代大医家孙思邈活到了102岁，他的养生名言是："大寒与大热，且莫贪色欲，醉饱莫行房，五脏皆翻复，欲火艾慢烧，身争独自宿。"而《十问》也讲了许多"接阳以为强"，即通过性生活补益身体的道理。晋代道家兼医学家葛洪曾经指出："人不可以阴阳不交，坐致疾患。"又说："人复不可都绝阴阳，阴阳不交，则坐致壅阏之病，故幽闭怨旷，多病而不寿也。"梁代医药学家陶弘景亦在《养性延命录》中写到："阴阳不交伤人。"唐代医学家孙思邈说得更明确："男不可无女，女不可无男，无女则意动，意动则神劳，神劳则损寿。"他们的论述说明了这样一个道理，凡健康的成年人，必须有正常的房事生活。

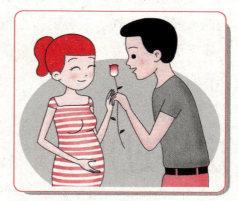

那些中年丧妻或丧夫的人，阴阳不能相交，反而会导致疾病，甚至还会损伤年寿。古代的养生书《三元延寿参赞》说："黄帝曰：一阴一阳之谓道，偏阴偏阳之谓疾。又曰：两者不知，若春无秋，若冬无夏，因而和之，是谓圣度。圣人不绝和合之道，但贵于闭密以守天真也。"意思是说，阴阳的对立统一是自然界的普遍规律，在一般情况下，阴阳是平衡的，人体也必须维持平衡才能保证健康。如果出现阴阳偏盛偏衰，就会生病。适度的性生活，正是调和阴阳的手段。人的肾精受到后天水谷的营养而不断发生。当肾精充足上济心火时，则会"欲火中烧"而产生性要求。因此，房事既不可缺少，也不能过频，若能适当，则有益于健康。《素女心经》中也曾这样记载："天地有合，阴阳有施化，人法阴阳、随四时。今欲不交接，神气不宣布。阴阳闭隔，何以自补?"意思就是人要顺应自然的法则，遵循自身的生理规律才行。停止性交，身体和精神的欲望都不能得到很好的宣泄。两性的阴阳之气被闭隔，怎么能做到男女自补呢? 这样也就违背了自然的发展规律。

　　中年丧妻或丧夫的人大多不能长寿的原因就是，长期禁欲可致"经血瘀阻，宗筋失养"，从而可"萎弱不用"。说明长期禁欲的结果将会使其永远丧失性功能。因为禁欲破坏了阴阳平衡，压抑了人的性本能，人体聚集的性欲得不到释放，反而会给人的精神和肉体带来危害。因此禁欲不利于健康，也不利于长寿。国外报道，长期禁欲的人，其衰老与死亡率比正常过性生活者高30％以上。来自俄罗斯和日本的调查资料表明：一些长寿者，他们的配偶大多数都健在。而丧偶者则短命者多。因此，健康、长寿并不属于那些禁欲者。只要保持正常的性生活，对你的身体是有利无害的。

房事过度，及时行乐应验"人生苦短"

　　赵先生，还不到40岁，却衰老得像50岁的人，为什么会这样呢? 不知道的说当老板操心大，而知道的人却知道那背后还有"秘密"。原来，赵先生现在当老板了，有钱了，也和老婆离婚了，终日风流快活，沉浸在风月场合，光"小蜜"就有好几位呢! 那么，有小蜜日子该过得滋润才是，为何这样呢? 因为房事直接关系每个人的身心健康、衰老。

　　少年不知保养，老年百病缠身。房事可生人、杀人，所谓生

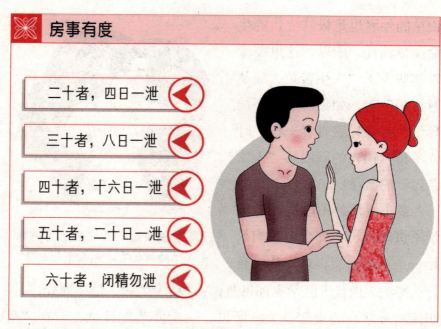

房事有度

- 二十者，四日一泄
- 三十者，八日一泄
- 四十者，十六日一泄
- 五十者，二十日一泄
- 六十者，闭精勿泄

我之门，死我之户，几个醒来几个悟。《千金方》中这样记载："御女之法，能一月再泄，一岁二十四泄；皆得二百岁，有颜色，无疾病。若加以药，则可长生也。人年二十者，四日一泄；三十者，八日一泄；四十者，十六日一泄；五十者，二十日一泄；六十者，闭精勿泄，若体力犹壮者，一月一泄。凡人气力自有强盛过人者，亦不可抑忍，久而不泄，致生痈疽。若年过六十，而有数旬不得交合，意中平平者，自可闭固也。"这里主要是说我们行房事的时候，要根据自己的年龄有所节制。赵先生已经到了四十不惑的年龄，每天沉浸于风花雪月，把肾精当做口痰一样乱吐，以为消耗只是一点点蛋白质的认识，那只是看到人体的表面现象，没有看到事物的本质。

简单地讲，男人射精首先是人体具备的功能，也是功能在自身真气推动下来实现性行为的，也是意、气的合一体现而产生的聚集能量的一个过程。这种性功能是人体的精气神的合一，所以说精的外泄也是极其宝贵的生命能量消耗。所以，这里要奉劝那些秉承"人生苦短，应及时行乐"者，如果对生命不加珍惜，就像耗费青春一样，时光不再，怕真的就应了"人生苦短"的概叹！

欲不可纵。不能像西方医学所讲的：男女交合消耗的只是一点点蛋白质，对人体没有

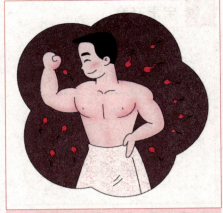

男精女经（血）泄出去的都是人体精微物质，都是生命能量。

什么影响。唐代大医学家孙思邈说："精少则病，精尽则死。"说明保精对健身的重要意义。所以，一定要节制性欲，要在"节制"二字上下工夫。我们要"惜精如金，爱命如宝"。安排好个人的性生活，这样你就会延缓衰老，青春常在。

交合有时，房事不可"醉以入房"

现代人，忙碌之余都喜欢放松放松，除了卡拉 OK 之类的娱乐活动之外，难免就是三五朋友聚在一起举杯换盏。而且在为数不少人的眼里酒是一种催情剂，可以激发人的情欲，提高人的性能力，所以有"酒为色媒人"之说。但是事实并非如此，酒精是刺激性很强的物质，易引起性器官充血兴奋，使人失去自制力，而导致房事过度，使肾精耗散过多。所以古人反复告诫："醉不可以接房，醉饱交接，小者面黯咳喘，大者伤绝脏脉损命。""大

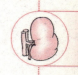

醉入房，气竭肝肠，男人则精液衰少，阳痿不举；女子则月事衰微，恶白淹留。"

现代医学认为，长期的醉以入房，会使人体免疫系统的调节功能适应性减弱。临床所见阳痿、早泄、月经不调等病，常与酒后房事有关。酒不但不具有催情助欲的作用，相反却是高级中枢神经抑制剂。

饮酒会短暂地兴奋一下大脑皮质"司令部"，但是很快会转入抑制状态。如果在这短暂的兴奋状态下匆忙性交，会过于激动、鲁莽与粗鲁，甚至失态，性能力容易发生偏差，也容易招惹配偶的责难，这往往是因精神心理状态不良造成的性功能障碍埋下的祸根。有资料表明，过量饮酒后，血液中雄激素睾酮的数量会随之减少。这一方面是由于酒精直接妨碍了睾丸生产睾酮，而另一方面由于在酒精刺激下，肝会加快对睾酮的处理，许多睾酮被分解转达变成其他物质。再说，长期饮酒的人，难免会发生

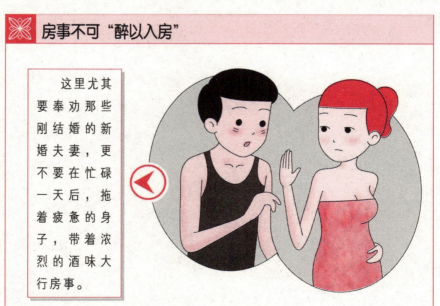

房事不可"醉以入房"

这里尤其要奉劝那些刚结婚的新婚夫妻，更不要在忙碌一天后，拖着疲惫的身子，带着浓烈的酒味大行房事。

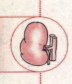
一定程度的酒精性肝硬化，对睾酮的处理能力会减弱，结果体内雌激素水平上升。总之，睾酮的减少或雌激素的增多，都会造成勃起功能障碍。

古人云："过饮则分神耗血。""勿以酒为浆，醉以入房。"这里尤其要奉劝那些刚结婚的新婚夫妻，更不要在忙碌一天后，拖着疲惫的身子，带着浓烈的酒味大行房事。记得莎士比亚也有一句名言："酒激起了愿望，但也使行动化为泡影。"

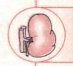

性生活是夫妻情感的润滑剂，得其术，还能成为一种养生之法。实践证明，适度而愉快的性活动对人的精神与身体健康有益无弊。但是，人类的性行为除机体本身以外，还受天象环境、心理、疾病等因素的影响。因此，正确地认识和过好性生活，才有益于身心健康。

养肾必养性，春夏秋冬各不同

《周易》"乾坤"里说："见群龙无首，吉。""群龙无首"就是它自成一个圆，既有生发、生长，又有收敛、收藏，四条龙首尾相连，美丽如环，这就是生命运动方式的最圆满状态。生发、生长起来，到了一定的时候，必须要有收敛、收藏的阶段，否则事物就不能长久。而夫妻之间的性事也要遵循这个规律。

我们经常说"少女怀春"，把性梦称为"春梦"，新婚第一夜叫做"春宵"……这是什么原因呢？

春天万物勃发，气候由寒变暖，从中医角度看这个问题，应该着眼于春风当令，适宜养肝。春季肝气疏泄，具有舒畅、开展、调达、宣散、流通等功能。为了使得肝气更好地疏泄，在春天，人们不像冬天一样喜欢闷在屋里，变得爱外出踏青，春游。对房事来说，也呈春情萌动的趋势，所谓"春心荡漾"，性兴奋

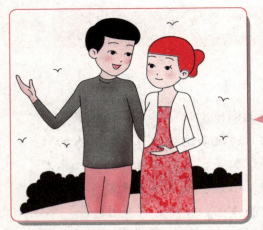

在春天，人们不像冬天一样喜欢闷在屋里，变得爱外出踏青，春游。对房事来说，也呈春情萌动的趋势，所谓"春心荡漾"，性兴奋的激情，使春季的房事明显多于寒冬，甚至可能发生性冲动的行为。

的激情，使春季的房事明显多于寒冬，甚至可能发生性冲动的行为。猫狗等很多动物都会不约而同地选择在春季发情交配，青春期的少男少女的第一次"遗精"或者"做春梦"大多数也出现在春季。这是春季生发之气促动，对健康的少男少女来说是性兴奋的反映。男性体内性激素睾酮水平也随着季节而改变，可促使性欲有所冲动，这并不是邪念，而是性成熟。所以春天相应而言无论雄激素、雌激素都会更多地分泌，不少人春天开始复发痤疮，也是激素变得旺盛的证明。此时性生活既要迎合春季的特点，使生发之性充分展露，使身心调畅，意气风发，切忌恼怒抑制；但又不能任其春情滋生，心猿意马，任意放荡，有过之而无不及，当用理智加以克服，以保持身心的健康。

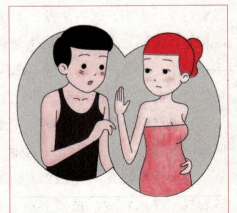

夏天酷暑当道，十分容易耗气伤津，而房事又是一项剧烈运动，所以应有所节制。

　　夏季气候炎热，人们在家里一般穿的比较少，触觉和视觉双方面都有利于激发夫妻双方的性欲，性生活的频率自然也会增加。强烈的阳光照射会增加人体的敏感性，这会让人在房事进行中体验到更多美好的感觉。而夏天阳光强烈，伴随而来的红外线也使得皮肤温度升高，全身血液流速加快，新陈代谢增强，使人体的兴奋性加强。这种光还可以使人产生更多的激素效应，提高性功能，所以夫妻双方在夏季会主动将性生活的频率增加。但是，夏天酷暑当道，十分容易耗气伤津，而房事又是一项剧烈运动，所以应有所节制。

瑟瑟秋风，宣告着秋天的到来，在秋天，树叶纷纷落下，回归泥土，动物们也开始准备过冬的用品。所以，秋燥当令，房事性交应有所收敛，以养神气。古语曰："使志安宁，以缓秋刑；收敛神气，使秋气平；无外其志，使肺气清。此秋气之应，养收之道也。"秋季房事调摄也应遵守

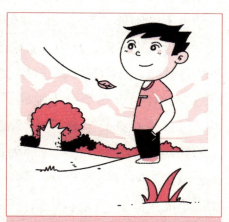

秋燥当令，房事性交应有所收敛，以养神气。

这一原则。秋天"肃杀之性"表现在性欲或许不像春夏之际那么冲动亢奋。对男子来说，在行房事之时，可能会偶尔发生暂时的"阳痿"，这和节令气候的属性有一定的关系，所以，不用担心，可稍事休息，放松情绪。秋季患的阳痿大多数是暂时的性兴奋不足、阴茎海绵体充血不足所造成的。但是为了保险起见，可以观察一下夜间睡眠时是否有阴茎勃起，当发现自己并没有任何器质性病变时，可抛掉思想负担，假如不幸确实患了阳痿就应及时予以治疗。而对女性来说，在秋季则可能出现性欲减退和阴道干燥

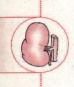

现象，这是由于秋燥所致，阴道干涩不仅会影响行房的情绪和欢愉，还可带来阴茎与阴道摩擦的疼痛和损伤。所以，我建议房事之前可进行更多"前戏"和爱抚，充分调动女性的积极性。通过上面的论述，在秋天，夫妻对阳事渐衰、阴道干涩等对房事不利的因素应有正确的认识，并采取相应的措施，不要自寻烦恼，而要泰然处之。

呼啸的北风，宣告着冬天的到来，动物开始冬眠，植物早已经枯萎，人们也减少外出活动，蜷缩在室内。当然，在冬季房事活动也不应例外，我建议以"养藏"为原则。从中医而论，精、气、神是人生三宝，其中尤以精为根基，冬季是保精的好时机，冬令养藏之，且阳气已衰，性欲相对减少，性冲动而交之机也相应减少，有利于保精而不泄精。有句古话叫："善保精血者多高寿，过损精血者必早衰。"什么意思呢？精充、气足、神旺是健康的保证，其中尤以精血充沛为根基，若冬季房事过多，使得本来就减少的阳气继续升发，则有可能伤肾，"肾伤则髓空内枯，腰痛不能俯仰"，可致百病丛生，"冬不藏精，春必病温"也指出冬天不节制性欲，可能会因"肾亏"而降低对疾病的抵抗力，容易生病。

当然，冬季保精，也不能走极端，否则"精满则溢"，还是需要适当释放。然而对不同年龄的人来说，释放要根据年龄的不同采取不同的措施，诸如对青年人来说，夫妻同床而卧，由于肉体的接触，可激起性欲，所以可根据体质调整适当的房事频率。而老年人由于身体功能衰退，老夫老妻常拥被合睡，此时性生活并不拘泥于性交这一环节，可以更多选择非性交的性行为。

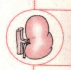

肾阳虚衰，女人慎防性冷淡

有人说习惯会让性高潮变成性低潮，意思是说大家习惯怎么做爱之后都不去改变，一成不变的性，自然让性欲慢慢降低，尤其是女人。有这样一个触目惊心的数字：女性性冷淡的发生率为 30％～40％。也就是说，每三个女人就有一个性冷淡。女人对性生活缺乏快感，甚至淡漠、厌恶，中医上

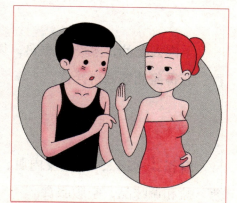

大多数女子则是由于情绪抑郁、恐惧、性生活不协调等心理因素造成的。

称为"阴冷"。这种情况的出现，原因是多方面的。情绪抑郁、恐惧、性生活不协调或者卵巢功能不足、肾上腺皮质和脑垂体等内分泌功能失调，均是本病的原因。而大多数女子则是由于情绪抑郁、恐惧、性生活不协调等心理因素造成的。

中医学认为，该病多因为下元虚冷、寒气凝结，或肾阳虚衰、风冷之邪乘虚侵入，冷气乘于阴部所引起。此病的治疗，主要是消除女方对性生活的紧张和厌恶情绪，正确了解性生活知识和有关的生理解剖知识，并且要互相理解彼此配合。女子性欲冷淡，除了心理治疗外，配以适当的食疗法，对改善性功能、提高性欲有较好的效果。下面介绍女人性冷淡的食疗方法。

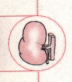

虫草炖鸡肉

冬虫夏草 4～5 枚，鸡肉 300 克左右，共炖，煮熟后食肉喝汤。

五香羊肉

羊肉去肥油，蒸熟或煮熟，切片，加蒜、姜、豆豉、葱、茴香、五香酱油等调料拌食。

麻雀粥

麻雀 3～5 只，去毛及内脏，切碎炒熟，与大米同煮粥，加葱、盐和调味品，空腹服食。

天人相应，巫山云雨观天象

气候也会影响人们的"性"福生活，大概很多人听着新鲜，但事实就是如此。举例说，春天阳气生发，伴随着春风吹拂、阳光和煦之期，很多人都春心萌动，"一时性起"的情况时有发生。一般而言，此时人体气机顺畅，津液的疏泄趋于自然、流畅，这个时候享受"性"福生活一般幸福指数较高。只要不纵欲而行即可。但如果是天气阴沉，浊浪在空，往往人体气血运行趋于缓慢，此时行房事，则不仅多了一分情绪上的沉闷，还会因为气血运行缓慢而导致房事过度，这一点就像很多人喝白酒不醉，而在

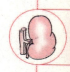

喝那些比较有后劲的红酒反而会醉是一个道理。

事实上，这一点也早被现代医学研究所证实。研究认为，气压改变、气温升高、潮湿、闪电及乌云天气都会导致头痛。这是因为气象条件的改变引起大脑内化学物质和电刺激的改变，从而会导致神经受到刺激引起头痛。有人统计称，"有50%～60%的人是因为天气的变化而触发的头痛"。这项研究从一个侧面提醒人们："巫山云雨"之际，需上应天时。

《千金要方》中曾经明确指出："御女之法，交传教是当避丙丁日，及弦望晦朔、大风、大雨、大雾、大寒、大暑、雷电、霹雳，天地晦暝，日月薄蚀，虹霓地动，若御女者，则损人神，不吉。损男百倍，令女得病，有子必癫、痴、顽、愚、音哑、聋聩、挛跛、盲眇、多病、短寿、不孝、不仁。"意思是欲求贵子，不可在"十斋日"（初一、初八、十四、十五、十八、廿三、廿四、廿八、廿九、三十日）行房。不可在夏至、冬至、立春、立夏、立秋、立冬等时节交换日和大风、大雨、大雾、大寒、大暑、大饱、大醉、大怒、雷电交加、天地阴晦、日蚀月蚀、虹霓地动、佛菩萨神仙圣诞、父母生忌日、夫妇本命日等日子行房，否则丈夫损伤身体百倍，太太容易得病，所生的儿子癫狂、愚痴、多病、聋哑、四肢残废、短命、不孝、不仁。造成这种情况的原因是，恶劣天气不但会影响夫妻双方的情绪，而且此时行房，还可能引起脏腑功能失调，耗损精气，使邪气乘虚而入，从而诱发疾病。之所以天气不好时不适合行房，一则因为两人在受惊吓的情况下受精，其子自然有所影响，而且在心理上会紧张不安，也就会影响后代了。

孙思邈提到的大风、大雨、雷电霹雳等特殊情况，还可能对男性性功能产生不良影响。若夫妻双方在柔情蜜意、水乳交融之际，突然窗外雷声大作，很容易对男性心理造成不良影响，甚至

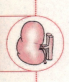

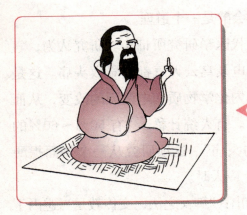

欲求贵子，不可在"十斋日"（初一、初八、十四、十五、十八、廿三、廿四、廿八、廿九、三十日）行房。不可在夏至、冬至、立春、立夏、立秋、立冬等时节交换日和大风、大雨、大雾、大寒、大暑、大饱、大醉、大怒、雷电交加、天地阴晦、日蚀月蚀、虹霓地动、佛菩萨神仙圣诞、父母生忌日、夫妇本命日等日子行房。

使一些人突发心因性勃起功能障碍（ED），说通俗些，就是一下子被"吓回去了"。这种惊吓导致的恶劣影响，有时是一次性的，有时却需要通过治疗才能恢复。如今，人们的生活方式有了大幅改观，风雨寒暑对房事的影响比过去小多了。但可能出现的"意外惊吓"依然存在。比如，性爱过程中，突然电话响了；性致正高时，父母或孩子推门进入卧室，这些意外都可能造成男士性功能障碍。

知损益，男人"性"福生活需量力而行

现代人有一个知识的盲区，就是不懂得节制性欲的重要性。现代社会人们生活富裕起来了，交际广了，夜生活多了，有些人生活放荡，盲目追求所谓的"性解放"，性生活放纵、紊乱，有的醉后入房，寻欢作乐，更为严重的是卖淫、嫖娼、乱性。这些实际上都是自己在作贱自己，使得耗精伤身，面无血色，甚至骨瘦如柴，百病丛生。更值得指出的是，有的患了肾虚症，刚治好，在康复期间，强行与妻子过性生活，结果很快又旧疾复发了。七损八益就是一个不得不提的养生方略，这里所说的选择与放弃说的也就是这个意思。选择"八益"，放弃"七损"。下面就对七损八益做一个具体的介绍。

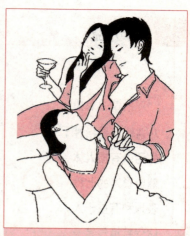

肾病初愈，强行同房，易旧病复发。

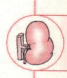

中医认为，人体健康调摄的一个重要的方面就是要"法于阴阳，和于术数"，按照《易》数与观察到的人体阶段发育特征相对号。故此，《素问·上古天真论》认为，男子八岁肾气始盛，至四八而极，此为男子的四益；女子七岁肾气始盛，至四七而极，此为女子四益，合为八益。男子肾气五八始衰，至八八而竭，此为男子的四损；女子五七始衰，至七七而竭，这是女子的三损，合为七损。这就是《素问·阴阳应象大论》的"七损八益"。为什么是七和八呢？数字上我们已经明白其中男女结合的加法运算。此外，七为少阳之数，而八为少阴之数。女子得"七"，使得女本阴体而得阳数者，此为阴中有阳；男子得"八"，使得男本阳体而得阴数者，此为阳中有阴。

所谓"七损八益"，是指性生活中有损人体健康长寿的七种表现和有益于人体保持精气等身心康寿的八种做法。七损，即"一曰闭，二曰泄，三曰竭，四曰勿，五曰烦，六曰绝，七曰费"。拿今天的话来说，房事七损即为："闭"是指在性交的时候阴茎疼痛，精道不畅，没有精子可射，此为一损；"泄"是指男女在性交时虚汗淋漓，精气外泄，此为二损；"竭"是指房事没

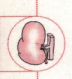
七损八益

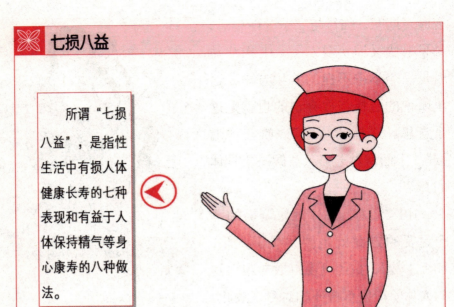

所谓"七损八益"，是指性生活中有损人体健康长寿的七种表现和有益于人体保持精气等身心康寿的八种做法。

有节制，放纵肆行而气血耗竭，此为三损；"勿"是指虽然有强烈的性欲冲动，却因阳痿不举而不能交合，此为四损；"烦"是指交合时呼吸梗阻，神昏意乱，此为五损；"绝"是指双方在性欲的有无或者在性欲的节律上步调不一致，从而使一方无性欲或者还没有进入状态的时候而强行交合，这时双方特别是对女方的身心健康非常不利，甚至还会伤及胎孕，从而影响到下一代，所以，将这种几乎陷入绝境之损定为"绝"，此为六损；"费"是指当交合时过于急速，性之欲来去匆匆，因为其间还滥施泄泻耗费了精气，故而称为"费"，其为七损。

那么，何为八益呢？

魔高一尺，道高一丈。针对房事交合中对人体有害的七种性交时候的表现，古人又提出了房事生活中对人体有益的八种做法，即"八益"，是指："一曰治气，二曰治沫，三曰知时，四曰蓄气，五曰和沫，六曰积气，七曰持赢，八曰定顷。"一

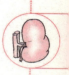

益，调治精气，即在性交之前先要练气导引，使周身气血通达；二益，致其津液，即不时吞服舌下津液，可致其阴液；三益，交接时机，即在房事交合的时候要掌握好时机；四益，蓄养精气，即做到强忍精液而不外泄；五益，调和阴液，即上吞唾液，下含阴液，双方在交合中的协调；六益，聚积精气，即交合时要有所节制，以积蓄精气；七益，保持盈满，即交合之时不可精疲力竭，要留有一定的余地，保持精气充盈，做到不伤元气；八益，防止阳痿，即两性在交往的时候，不要贪恋享乐，以防止倾倒。

这里，对于房事养生中于身心有害的七种做法和八种有益的导引的方略都做了具体的说明，可见，"七损八益"是在综合性心理保健、性生理保健、性行为规范、气功导引等多方面知识的基础上总结出来的房事养生方法。因此，在性生活过程中我们也要善于利用"七损八益"的方法来调摄性生活。对于七损无论是贪恋享乐还是无知而犯都会于健康有损，于生活则往往事与愿违，适得其反，需要放弃，而对于八益，则往往能在我们有节制地享受美好性生活的同时，获得养生之道，可谓是"双赢"。

肾虚，女强人当心"性"福力不从心

34岁的王太太，是一家公司的副总，在别人眼中，她事业有成，家庭和睦，正值大好的青春年华，可是不知道为什么她最近却总是皱眉头。原来，年初时她总是感到腰酸背痛，吃不好，睡不香，开始认为是因为过年比较累的原因，所以没有在意。但是这种情况过了好久也没有好转，反而越来越严重，最近连夫妻生活也感到力不从心了。王先生也开始怀疑她是不是在外面有了别的男人。她把这些烦心事告诉了医生，医生毫不犹豫地指出这是由于"肾虚"引起的。王太太很不解："男人性生活下降是肾虚惹得祸，这是大家都知道的事实，可是女人肾虚也要影响性生活？"

大家知道"肾藏精"，这个"精"并不是男人"精液"的"精"，而是我们的生命之本。何谓生命之本？本乃根本，就是说肾是我们生命的根，是我们孕育下一代的基础，女人的生殖系统就是在肾精的呵护下逐渐发育成熟的。树木没有根会枯萎，女人的"根"出现了问题，肾精不足，就会出现一系列的连锁反应，

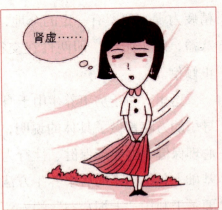

腰膝酸软、头晕耳鸣、夜尿频多、体力不济、记忆力下降、月经不调、心烦气躁等都是女性肾虚综合征的信号。

导致女人性功能、月经等出现问题，严重的还会影响生育能力。人们往往把"肾虚"狭义理解为性功能下降，但实际上肾虚是一个广泛的概念，包括泌尿系统、生殖系统、内分泌代谢系统、神经系统等诸多系统的相关疾病表现出的综合征。腰膝酸软、头晕耳鸣、夜尿频多、体力不济、记忆力下降、月经不调、心烦气躁等都是女性"肾虚综合征"的信号。

要正确认识肾虚，很多人谈虚色变，其实肾虚并不是一种具体的病，更多时候是接近于亚健康状态。哪些因素会让女性肾虚呢？衰老是引发肾虚最不可抗拒的因素。其次，房事过度、流产

次数多，因过量消耗体内阳气成为女性肾虚的重要原因。同时，熬夜、减肥、吸烟等生活方式也是导致女性肾虚的间接因素。许多人一直认为肾虚是男性的"专利"，其实，女人受生理、病理因素影响也容易发生肾虚，且女人肾虚的比例相当高，并不低于男人。在现代社会中，多数女人快节奏地工作和生活，长期精神紧张、超负荷工作，在不知不觉中将人体代谢平衡打破，出现精力透支的状况，肾虚也就随之而来。

那么，怎么调理才能避免肾虚的发生呢？

建议是每天洗脚后按摩相关的穴位，比如足三里等。如果你觉得太麻烦，记不住那么多的穴位，那我告诉你个小窍门，买一把刷子。现在商场里有卖专门刷脚的刷子，这种刷子有个什么好处呢？它一面是刷子，另一面是浮石，可以把脚上厚厚的

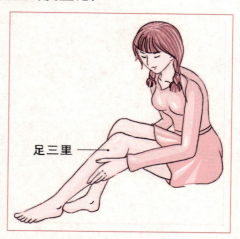

足三里

角质层清除掉，如果你觉得每天去角质太麻烦，可以一周清除一次。如果你买不到这样的刷子，我建议你可以买一把毛比较软的普通刷子代替。另外，肾主二阴，只要有时间，你可以每天都做提肛运动，这个运动不仅可以保护你的肾气，还能紧缩阴道，使性生活更加和谐！

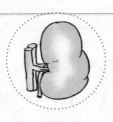

第七章

防治与养肾，
强肾健体双管齐下

中医善治慢性病，其具有副作用小、标本兼治、保护残存肾功能、减少并发症等特点，所以，从饮食、经穴两个角度，精心挑选了慢性肾炎、肾病综合征、肾结石、肾衰竭等常见肾病的调治之法，双管齐下，就能补益肾气，固精补元，于病可以减轻病痛，于生活，则能重享『性』福。

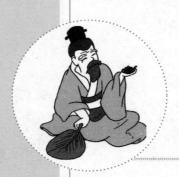

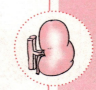

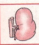
　　肾病综合征、慢性肾炎、肾结石，这些跟你身体老化有关的肾病，听起来就有那么些让老百姓们色变，这些病的"来路"如何，又该如何进行有效地预防和调护呢？摸清它们的"底细"，揭开这些疾病的神秘面纱，不仅可以消除心中的恐惧，还能让你向健康靠得更近、贴得更紧。

慢性肾炎

　　慢性肾炎又叫慢性肾小球肾炎，根据其临床表现，在中医学的"水肿""虚劳""腰痛""眩晕"等病证中有类似记载。中医认为慢性肾炎主要是因为外邪伤及日久，脏腑功能虚损，尤其是脾肾虚所致。因为体虚又感外邪而引起，或因房事劳倦内伤脾肾而引起，日久可伤及肺、肝、心等脏腑，以致五脏功能受损，气血运行滞涩，水液精津失布，形成慢性肾炎。

【药膳疗法】

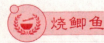 **烧鲫鱼**

　　鲫鱼1条（约重250克），剖腹去内脏洗净，装入大蒜末10克，外包干净白纸，用水湿透，放入谷糠内烧熟。鱼蒜全食，有

条件者每日 1 条。适用于慢性肾炎及营养不良性水肿。

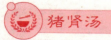

猪肾汤

猪肾 1 个，党参、黄芪、芡实各 20 克。将猪肾剖开，去筋膜洗净，与药共煮汤食用。此方适用于慢性肾炎恢复期及脾肾气虚患者。

糯米芡实粥

糯米、芡实各 30 克，白果（去壳）10 枚，煮粥。每日服 1 次，10 日为 1 个疗程。此粥具有健脾补肾、固涩敛精之效，对慢性肾炎具有很好的调治作用。

【经穴疗法】

肾开窍于耳，所以，按摩耳朵可帮助肾病防治。两手掌心依次按摩耳廓腹背两侧至耳廓充血发热为止，再两手握空拳，以两拇指沿着外耳轮上下来回按摩至耳轮充血发热，然后用两手由轻到重提捏耳垂 3～5 分钟。此外，配合合谷、神门、内关各点按 300 次效果更好。

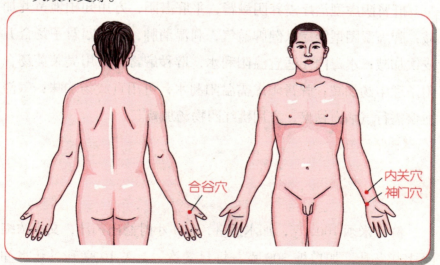

合谷穴

内关穴
神门穴

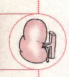

专家解答

慢性肾炎患者要注意哪些生活细节？

1. 慢性肾炎患者适合食用优质低蛋白、低磷、高维生素饮食。

2. 患者有水肿和(或)高血压的人则应限制钠盐的摄入。

3. 适量增加糖的摄入，以保证足够的热量，减少自体蛋白质的分解。

肾病综合征

肾病综合征不是一个病名，它是一组多种病因引起的临床综合征，在临床上以大量蛋白尿、水肿、低蛋白血症及高胆固醇血症为特征。在中医学中，肾病综合征多属"水肿""虚痨""腰痛"等范畴。治疗过程中其标在肺，其制在脾，其本在肾，分型论治才能效果好。

肝肾阴虚型治疗需养阴滋肾，平肝潜阳，方用知柏地黄丸加减；脾虚湿困型治疗以健脾益气，利湿消肿，方用四君子汤合五皮饮加减；水毒内闭适宜温阳利水，辟秽解毒，方用吴茱萸汤合附子理中汤加减；脾肾阳虚需温阳利水，可用真武汤加味；气滞血瘀需行气活血祛瘀，方用桃红四物汤加减。

【药膳疗法】

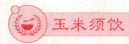

玉米须饮

鲜玉米须 1000 克，加水适量，煎 1 小时滤出药汁，文火浓缩至 100 毫升，加白糖 300 克，每日 3 次，1 次 10 毫升，开水冲服。主治水肿、蛋白尿。

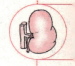

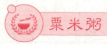

粟米粥

粟米 200 克，用清水淘净，加水 1000 毫升，以大火烧开后转用文火，待米粒开花时加入大枣 8 个（去核切成米粒）、橘饼 20 克（切成米粒）及糖 50 克熬煮成粥食用。可治水肿。

虫草老鸭汤

3 年老鸭 1 只，剖腹去内脏，冬虫夏草 20 克，放入鸭腹内，加盐，水少许，煮烂，饮汤食鸭。补虚消水肿。

黄芪茯苓粥

黄芪 30 克，茯苓 15 克，粳米 100 克。将黄芪、茯苓切碎，与粳米泡在一起熬成粥后食用。治水肿、蛋白尿。

【经穴疗法】

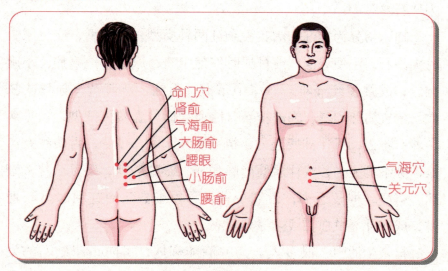

肾病综合征适宜采取推拿按摩相结合的经穴疗法。在肾俞、气海俞、大肠俞、小肠俞、腰俞、腰眼、命门等用力按揉，以酸胀为度。仰卧位时，在腹部气海、关元等穴揉摩，以局部发热为度。此外，最好能配合推拿。取俯卧位，以捏法在膀胱经和督脉循行线上施行手法，每一手法由3遍增至5遍，多用轻缓的补法。也可做搓腰动作，用两掌根紧按腰部，用力上下擦搓，左右交替搓擦，动作要快而有力，使局部发热。

肾结石

肾结石是指发生于肾盏、肾盂及肾盂与输尿管连接部的结石，是临床常见病多发病。该病属于中医"淋症"范畴，是以小便不爽，尿道刺痛为特点。常以小便排出沙石为主证，中医称之为"石淋"。

临床常分为实证和虚实夹杂证两种类型。实证型，症见尿中时夹沙石，小便艰涩，或排尿时突然中断，尿道窘迫疼痛，小腹拘急，或腰腹绞痛难忍，尿中带血，舌红、苔薄黄，脉弦或弦数。治宜清热利湿，通淋排石，凉血止血。虚实夹杂型，症见病久沙石不去，可伴神疲乏力，精神萎顿，面白少华，舌淡红有齿痕，脉细弱无力，或伴腰腹隐隐作痛，腰膝酸软，手足心热，潮热，盗汗，神疲乏力，舌红少苔，脉象细数。治宜利尿排石通淋，或兼补益气血，或兼滋养阴液。

日常生活中，很多人认为啤酒能利尿，可防止尿结石的发生。其实，酿啤酒的麦芽汁中含有钙、草酸、鸟核苷酸和嘌呤核

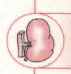

苷酸等酸性物质，它们相互作用，可使人体内的尿酸增加，成为肾结石的重要诱因。因此，预防肾结石就应少喝啤酒。最新研究显示，喝柠檬汁是一个有效且味美的排结石方法。柠檬汁提高了尿液中柠檬酸盐的浓度，从而达到了抑制肾结石形成的效果。当然，单只靠柠檬汁是不能解决肾结石问题的。

【药膳疗法】

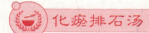

化瘀排石汤

三棱、莪术、赤芍、车前子各 15 克，穿山甲、皂角刺、桃仁、川牛膝、青皮、白芷、枳壳各 9 克，厚朴、乳香、没药、生薏苡仁各 6 克，金钱草 30 克。水煎成 200 毫升，每日 1 剂，2 次分服。有活血化瘀、行气散结、利尿排石的功效。

补肾消石汤

金钱草 100 克，石韦、王不留行、鸡内金、芒硝、琥珀各 30 克，川断、杜仲、滑石各 20 克，延胡索、牛膝各 15 克，石榴树根、木香各 10 克。水煎服，每日 1 剂，20 日为 1 个疗程。有清热利尿、行气活血的功效。尤其适宜治疗肾结石。

温阳利水方

熟附子（先煎 2 小时）6 克，肉桂（桂枝）9 克、川椒 3 克，补骨脂、川断各 9 克，女贞子、泽泻、车前子、车前草各 30 克，黄精 10 克。水煎 2 次，每日 1 剂，取汁分 2 次服，3 个月为 1 个疗程。有温阳利水排石的功效。

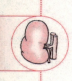

【经穴疗法】

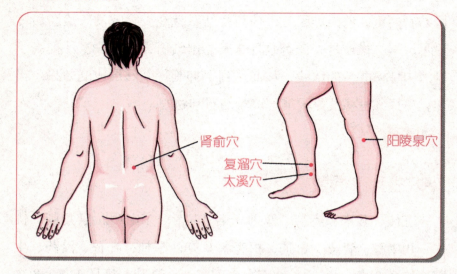

肾俞穴
复溜穴
太溪穴
阳陵泉穴

　　取复溜穴、太溪穴、肾俞穴、阳陵泉穴。开始按摩肾经的复溜和太溪穴时，最好选择最痛的一个开始按摩，每次按摩5分钟，再换另一个穴位。而且在按摩的同时，最好在对应的肾俞穴拔罐。最好拨动胆经的阳陵泉，感受到电麻窜到脚面，说明肝胆通道打通了。

专家解答

要想彻底远离肾结石，需要养成良好的日常习惯。

　　1.多喝水，在气候炎热的季节或大量运动、出汗后更应该多饮水，避免尿液过分浓缩，防止尿中晶体沉积。

　　2.减少高尿酸及高草酸等食物的摄取，例如少吃豆腐等高钙食物及含草酸高的食物，如浓茶、浓咖啡。

　　3.定期进行尿常规检查，及早发现并进行治疗。

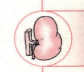

肾衰竭

肾衰竭是由各种原因引起肾损害和进行性恶化的结果，是一种严重危害人类健康的疾病。中医认为，肾虚会导致膀胱的开阖不利，膀胱的开阖失调，人体的废弃物不能外排，积留在体内，随着废物越来越多，就会随着血液循环到人体各处。身体的垃圾越来越多，处理垃圾的肾就会不堪重负，最终形成肾衰竭。若肾的病势加重，日久由虚入损，耗伤精血过多，气血逆乱就会损及脏腑，以致脾的升清降浊失调，肾的藏精泄浊障碍，最后形成脾肾衰败、湿浊壅塞三焦之证，也即进入尿毒症阶段。这个时候就只能通过换肾来挽救生命了。

现代医学研究证明，困倦、乏力是肾衰竭的最初症状，但最容易被忽略。特别是那些在事业上"全力搏杀"的人，大多将之归咎于工作紧张和劳累，若稍加休息而症状好转，则很容易被忽视。而水肿是肾衰竭最直观的征象，是因肾不能肃清体内多余的水分而招致液体滞留在体内组织间隙，早期仅在踝部及眼睑部水肿，休息后消失，若发展到持续性或全身性水肿时，已病不轻矣。

【药膳疗法】

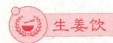 生姜饮

生姜 50 克。取生姜切碎后，压榨取生姜汁 2～3 匙。可以和胃止呕，用于治疗尿毒症病人，时而呕吐、恶心、饮食难进，脾

胃气虚者，每次可少饮 1 小匙。

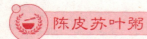

陈皮苏叶粥

陈皮、苏叶各 15 克，粳米 50 克。以上先将粳米熬粥，快熟时加入陈皮、苏叶，盖紧盖闷 5～10 分钟即可。具有降逆和胃的作用，适用于尿毒症病人或时作恶心，饮食不进，食欲不振者。

伏龙肝粥

伏龙肝（灶心土）200 克，粳米 100 克。先将伏龙肝煎汤，滤取上清液，而后用此水熬粥；亦可用此水煎服中药。功效是调中和胃，运脾消食，适用于尿毒症病人，长期胃纳欠佳者。

【经穴疗法】

肾衰可以通过足底按摩获得辅助治疗的效果。先用热水泡泡脚。端坐在椅子或与小腿等高的床边，自然放松。先把右小腿搁在对侧腿上。手扶住右脚脚踝，另一只手的手掌搓右脚脚心 120 下。搓完后，换左腿的脚心，继续按摩。按摩以两脚

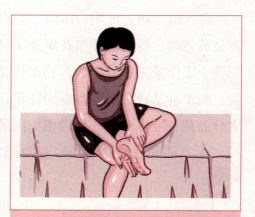

搓双脚脚心可强肾、益寿。

脚心都自觉微微发热为宜。每天坚持，可起到强壮腰肾、聪耳明目、导虚火降浊气、滋阴潜阳、延年益寿之功效。

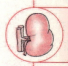

专家解答

护肾饮食很关键，肾衰竭患者饮食治疗重点是坚持低盐、低磷、高热量、优质低蛋白饮食。具体有以下几种要求。

1. 饮食以清淡、低盐为原则，多食优质蛋白食物，如蛋、奶、瘦肉及部分豆制品，以保证充足的热量及足够的必需氨基酸。

2. 补充维生素和微量元素，如西红柿、黄瓜、白菜、粉丝等；避免高钾食物；限盐如低钠盐、无盐酱油、酱菜、加工罐头、人参精、鸡精、浓茶等。

3. 禁食如杨桃、芭乐、香瓜、哈密瓜、柳橙、香蕉、葡萄、柚等水果。

阳痿了如何在养肾中让身体复原？遗精了如何通过对肾的护养让身体健康不再"流逝"？早泄了又如何能在补肾气、固肾精中享受持久"性"福？看似不咳嗽、不发热，还不耽误上班，但让身陷其中的男性苦不堪言。以健康为着力点，从膳食、经穴角度为你找回健康，也找回尊严。

阳痿

　　阳痿是指在性交时阴茎不能勃起或举而不坚，不能进行性交的一种性功能障碍病发现象。多指青壮年男子，由于虚损、惊恐或湿热等原因，致使宗筋弛纵，引起阴茎萎软不举，或临房举而不坚的病证。《灵枢·邪气脏腑病形》称阳痿为"阴痿"。《景岳全书·阳痿》说"阴痿者，阳不举也"，指出阴痿即是阳痿。

　　从中医的角度来看，引起阳痿的原因不同，其表现症状也不相同。阳痿若以恐惧伤肾为因者，常兼见胆怯多疑，心悸易惊，精神苦闷，寐不安宁，苔薄腻，脉弦细等；阳痿若以肝郁不舒为因者，常兼见情绪抑郁，烦躁易怒，胸胁胀闷，苔薄脉弦等；阳痿若以命门火衰为因者，常兼见头晕耳鸣，面色㿠白，畏寒肢冷，精神委靡，腰膝酸软，精薄清冷，舌淡苔白，脉沉细等；阳

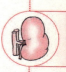

痿若以心脾受损为因者，常兼见精神不振，面色不华，夜不安寐，胃纳不佳，苔薄腻，脉弦细等；阳痿若以湿热下注为因者，常兼见阴囊潮湿、臊臭，下肢酸困，小便黄赤，苔黄腻，脉濡数等。

【药膳疗法】

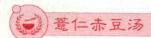
薏仁赤豆汤

薏苡仁、绿豆、赤豆各 30 克。将薏苡仁、绿豆、赤豆分别洗净，置锅中，加清水 1000 毫升，急火煮开 5 分钟，改文火煮 30 分钟，分次食用。本品有清热利湿之功效。适用于湿热下注型阳痿，伴口干口苦、小便短赤、阴部湿痒者。

麻雀枸杞汤

麻雀 2 只，菟丝子、枸杞子各 15 克。将菟丝子、枸杞子洗净，装入纱布袋内，扎口；麻雀去毛及内脏，洗净，与二者入锅加适量水同煮至熟即可，食肉，饮汤。本品可温肾壮阳，益精，适用于肾阳不足、阳痿、早泄、畏寒乏力等患者。

海参炒黄鱼片

海参 30 克，黄鱼 1 条。海参发好，黄鱼去内杂洗净切片，同炒，加酒、姜、盐调味食用。本品有补脾肾、填精壮阳之功效。海参补肾益精，黄鱼又名石首鱼，益气填精。二者合用，适用于肾阳不足型阳痿患者。

泥鳅酸枣仁汤

泥鳅、酸枣仁各 50 克。泥鳅活杀，去内脏，洗净，切段；酸枣仁洗净。同置锅中，加清水 500 毫升，加姜、葱、黄酒、急火煮开 3 分钟，去浮沫，改文火煮 15 分钟，分次食用。本品补益心脾，适用于心脾两虚型阳痿患者。

 虫草炖鸭子

雄鸭 1 只（1000 克），冬虫夏草 10 克，作料少许。雄鸭去毛及内脏洗净，放砂锅内加冬虫夏草、食盐、葱、姜调料少许，加水以小火煨炖，熟烂即可。本品具有滋阴补肾之功效。鸭肉性味甘凉，有滋阴补肾作用；冬虫夏草补肺益肾，适用于肾虚阴亏阳痿早泄患者。

【经穴疗法】

取神阙穴、气海穴、关元穴、脾俞穴和肾俞穴。平躺，用掌按揉法按揉神阙穴 5 分钟，力度以感到酸痛为宜；平躺，用中指按法按气海、关元穴各 2 分钟，以感觉到微热为宜；俯卧，用三指按揉法按揉脾俞穴、肾俞穴各 2 分钟，力度以感到酸痛为宜。可对阳痿起到很好的调治效果。

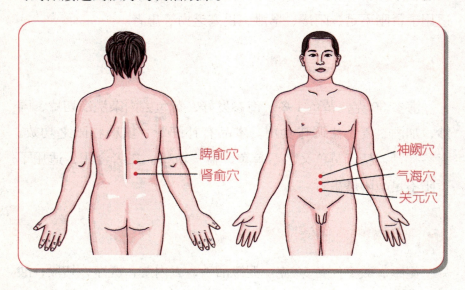

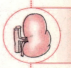

患了阳痿，积极治疗是一方面，另一方面要加强日常生活的调理。

1. 在预防方面，因起病与恣情纵欲有关，故应清心寡欲，戒除手淫。

2. 新婚夫妻性生活时，男方紧张、激动，女方恐惧、羞涩，配合不好，导致性交失败是缺乏经验，不是病态，要互相理解、安慰，随着时间推移大多能满意和谐。

3. 适当摄取狗肉、羊肉、麻雀、核桃、牛鞭、羊肾等壮阳食物；含锌食物如牡蛎、牛肉、鸡肝、蛋、花生米、猪肉、鸡肉等；含精氨酸食物如山药、银杏、冻豆腐、鳝鱼、海参、墨鱼、章鱼等，都有助于提高性功能。

遗精

遗精是指不因性交而精液自行泄出的现象，属于男性性功能障碍性疾病。梦遗、滑精是遗精轻重不同的两种证候。有梦而遗者名为"梦遗"，无梦而遗，甚至清醒时精液自行滑出者为"滑精"。通常情况下，年轻人半月一次，中年人一月一次，这是生理上常有的现象，不能说它是病；若一周有数次之多或性交无力、滑流不禁者则属病态。

中医认为，遗精多由肾虚精关不固，或心肾不交，或湿热下注所致。肾藏精，宜封固不宜外泄。凡劳心太过，郁怒伤肝，恣情纵欲，嗜食醇酒厚味，均可影响肾的封藏而遗精。

古方"威喜丸"，是用于"治丈夫元阳虚惫，肾气不固，梦寐频泄"之证，仅用白茯苓一味为末，熔黄蜡为丸吞服。白茯苓性平，味甘淡，能补肾，凡遗精之人，无论虚实，皆宜食用。还有一种炒食盐敷脐法，简便易行：用食盐500克（块盐最好），上火炒热后，用布包裹，热敷脐部。可治肾阳不足、肾气亏虚等导致的遗精。需要注意的是，一旦发现局部发痒、发红、起皮疹等现象，应立即停止使用此法。

【药膳疗法】

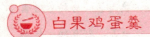

白果鸡蛋羹

白果仁2枚，鸡蛋1个，精盐少许。将白果仁研为细末，放入碗内，打入鸡蛋，加盐及清水少许，调匀后上笼蒸熟食用。每日早晚各1剂。本品具有滋阴补肾、涩精之功效。适用于阴虚火旺型遗精患者。

芡实煲老鸭

老鸭250克，芡实30克，陈皮3克。选鲜老鸭，割去油脂，洗净，斩块，下油锅略爆黄，备用；芡实、陈皮洗净。把全部用料放入锅内，加清水适量，武火煮沸后，文火煲2～3小时，加盐调味即可食用。适用于阴虚火旺型遗精患者。

羊肉番茄汤

羊肉500克，番茄100克，土豆250克，胡萝卜50克，白菜150克，葱白、胡椒面、细盐、味精、花生油、香菜末各适量。将羊肉洗净，整块放入锅内，加水煮至五成熟捞出，切成小方块；土豆去皮切片，番茄去皮切块，葱白切小段，白菜斜切成块，胡萝卜切成小方块。同放入锅中，加入羊肉汤煮熟后，加入胡椒面、细盐、味精、花生油、香菜末调味即可。饮汤、吃羊肉，每天1料。本品具有温中暖肾，益气补血之功效、适用于肾阳虚型的遗精患者。

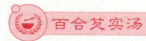

百合 30 克，芡实 50 克，糖适量。将百合、芡实加水煮熟，加糖调味，随量服用。本品养心安神，补肾固精，适用于遗精患者。

【经穴疗法】

取印堂穴、神庭穴、百会穴、攒竹穴、风池穴。取坐位，用双手拇指桡侧缘交替推印堂至神庭穴 30 次；用拇指指腹按揉百会穴 100 次，力度以感觉酸胀为佳；用食指指腹按摩攒竹穴，反复按摩 30 次；用拇指和食指按揉风池穴 1 分钟，力度以感到酸痛感为宜。此法对肾性遗精能起到保健、预防和调治的作用。

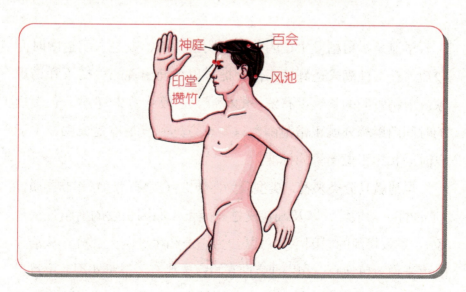

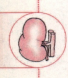

遗精预防保健很重要，这里为大家推荐几点保健常识：

1.注意保持性器官清洁卫生，有包茎、包皮过长者要及时手术治疗，经常清洗外生殖器，除去包皮垢，积极治疗尿道炎、前列腺炎等疾病。

2.经常更换内衣内裤，调整睡眠习惯，夜间睡眠时下身及足部不宜过暖，睡眠姿势以仰卧、侧卧为宜，尽量减少俯卧，两手避免放置在生殖器部位，这样对避免阴茎充血、防止遗精有一定好处。

3.多参加各种有益的文体活动，建立正常的生活制度，婚后应保持正常性生活，避免接触具有刺激性倾向的电影、音像制品、图片，尤其要防止从中获得手淫快感。

早泄

早泄是指射精发生在阴茎进入阴道之前，或进入阴道中时间较短，在女性尚未达到性高潮，提早射精而出现的性交不和谐现象。射精时间的长短没有统一的标准，一般认为2～6分，但更短的时间内射精亦属正常范围，只要双方感到满足就是成功，不能以时间长短来做衡量的标准。

早泄就其分类来看，类型分为器质性（疾病引起）和非器质性（心理性、习惯性，以及因包皮过长等正常原因引发的射精过快现象）。导致早泄的原因主要可以分为心理和生理两大部分，从治疗角度来说，单独心理和生理方面来治疗早泄，还很难实现。不过最新研究发现，延时训练法却能同时从心理和生理方面来根除早泄。

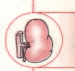

中医认为，早泄以虚症为多。阴虚火亢症表现为手足心热、腰膝酸软、阴茎易勃、交媾迫切、夜寐易醒等；肾气不固症表现为体弱畏寒、小便清长、夜尿多、阴茎勃起不坚等。中医药调理对于治疗早泄起着关键作用，铁灵芝、韭杞茶、枸杞子等中药可以从根本上解决肾气不足，禀赋素弱，可以补精强肾，疏肝柔筋。

【药膳疗法】

🥣 雀儿药粥

麻雀 5 只，菟丝子 30～45 克，覆盆子 10～15 克，枸杞子 20～30 克，粳米 100 克。先将麻雀去毛及内脏，洗净用酒炒；用砂锅煎菟丝子、覆盆子、枸杞子，去药渣，用汤与雀肉、粳米同煮成粥，将熟时加入少许盐、葱、姜，随意服食。有壮阳益精、补肾养肝之功，用于肾气不足之遗精、早泄。

🥣 芡实粉粥

芡实粉 60 克，粳米 90 克，用粳米煮粥，半熟时加入芡实粉，调匀成粥，早餐食。有补肾涩精之功，用于肾气虚损之早泄、遗精。

🥣 黄芪粥

黄芪 30 克，粳米 50 克。先用水煮黄芪取汁去渣滓，再用药汁煮米成粥，早餐食用。有健脾益气之功，用于脾虚气亏之早泄。

【经穴疗法】

取神阙穴、气海穴、关元穴、中极穴、肾俞穴、命门穴、合谷穴、三阴交穴和太溪穴。取坐位，先用两掌同时按揉两侧腰骶部，时间约 5 分钟。再用两拇指按揉肾俞、命门穴，各 1～2 分

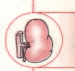
第七章 防治与养肾，强肾健体双管齐下

241

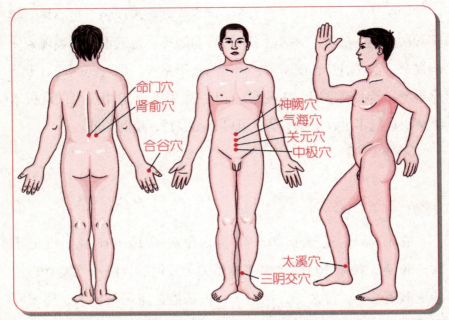

钟，以透热为度；取坐位，先用右拇指按揉左侧合谷穴1分钟，后用左拇指按揉右侧合谷穴1分钟。再用拇指按揉两侧三阴交、太溪穴各1～2分钟。然后用掌按揉两侧大腿、小腿的内侧，时间约5分钟。之后，取仰卧位，先用右（或左）掌根揉神阙穴，以脐下有温热感为度。再用掌摩法摩小腹部，时间约5分钟。然后用拇指按揉气海、关元、中极穴各1～2分钟。

专家解答

早泄患者生活细节如下。

1. 劳逸结合，适当参加体育锻炼和体力劳动。

2. 性交前的情绪对射精的快慢有很大的影响，应该避免忧虑、激动和紧张，要树立信心，配合治疗。

3. 女方要体贴、安慰，不能责难、威胁，否则反而事与愿违，不利于疾病的治疗。此外，消除紧张恐惧的心理，保持心情愉快舒畅。

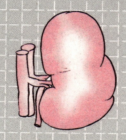

YANGSHEN SHI JIANKANG DE GENBEN

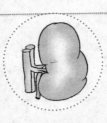

第八章

预防与养肾，护肾从生活细节做起

早预防、早发现、早治疗，才是远离肾病、尿毒症的根本良策。那么，日常生活中，如何才能远离肾病侵袭呢？一年之中，顺应四季转换，一天之中，与生物钟合拍。除此之外，还要走出养肾的误区，让自己的健康不至于因为错误观念而在『阴沟里翻船』。

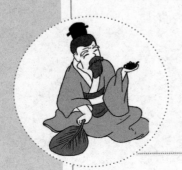

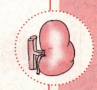

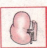

春季养肾，万物生发需"剪春韭"

秦观曾经这样描写过春天："春路雨添花，花动一山春色。"意思是春雨为春天的路旁增添了更多的鲜花，花儿在春风中摇动，满山弥漫着春色。是啊，春天是让人心醉的季节，连《黄帝内经》对春天的描写也多了几分诗情画意："春三月，此谓发陈。天地俱生，万物以荣。"

春天是四季的开始，人世间的万事万物都呈现出生机勃勃的景象，使得春天阳气萌动。春天人体内的阳气也自然而然地向上向外疏发。因此，我们在春天可以感受到自身气血的翻腾、手脚心发热等，冬天那些厚的衣服再也穿不住了。然而《黄帝内经》说："人体阳气根植于肾精，发源于命门。"人体阳气不断地向外升发，我们却不注意保护。这就像一个本来充满气、能飞上天的气球，突然扎着口的那条带子松了，气球里的空气不断地跑到外面来，却没有人重新给气球充入空气，这个气球本身装着的空气很快跑光了，再想飞上天，只能重新给它充满空气。然而人体毕竟不是气球，气球体内的空气跑光了，可以再充进去，人体内的阳气散发完了，疾病、衰老也就随之而来了。所以，春季养生必须掌握春令之气升发舒畅的特点，注意保护体内的阳气，使之不断充沛、逐渐旺盛起来，凡有耗伤阳气及阻碍阳气的情况皆应避免，所谓"春夏养阳"就是这个意思。因此"养阳"就成为春季养生的原则之一。

春季要怎么养阳呢？

《黄帝内经》中这样写到："春三月，此谓发陈。天地俱生，万物以荣，夜卧早起，广步于庭，被发缓形，以使志生，生而勿杀，予而勿夺，赏而勿罚，此春气之应，养生之道也。"这句话，简单地告诉我们春季养阳的事项。

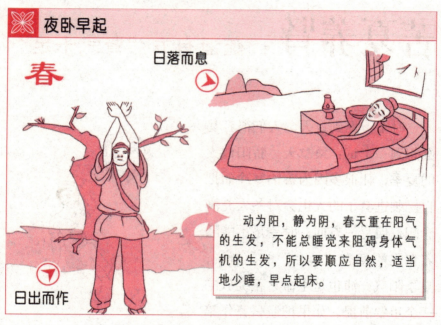

夜卧早起

日落而息

春

日出而作

动为阳，静为阴，春天重在阳气的生发，不能总睡觉来阻碍身体气机的生发，所以要顺应自然，适当地少睡，早点起床。

首先要"夜卧早起"。动为阳，静为阴，春天重在阳气的生发，不能总睡觉来阻碍身体气机的生发，所以要顺应自然，适当地少睡，早点起床。其次是"广步于庭"，就是起床之后在庭院里面舒展地活动，来适应并促成阳气的生发；另外一层意思就是春天要多做户外活动，"被发缓形"。"被发"意味着不要把头发扎起来的，最好披散着头发，让身体阳气缓慢生发；"缓形"就是对身体也不要有约束，最好穿着宽松的衣服，这样也有助于阳气的生发。做到这三点，就是为了达到一个目的："以使志生"。

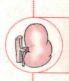

中医里"志"是肾所藏的"神"。所以春天要好好保养肾精使其正常地生发变化，这样不但能强身健体，还可以让自己的志向变得高远、心胸开阔，因此能成就一番事业。

俗话说："一年之计在于春。"不仅是农作，养肾春季也丝毫不能懈怠！

苦夏养肾，疏泄有方"肾气十足"

时下，提到夏天，人们很容易会想到一个词：桑拿天。骄阳似火的夏季，让很多因为害怕寒冷而把自己装进套子的人也会对冬天充满念想，但另一方面，时令是不能随着自己的意志"换台"的，再说，夏季阳气充沛也是生命之花绽放的一个重要前提。如果把避暑算作第一需要"救急于水火"的事的话，那么，与环境相适应的疏泄也绝对不可以懈怠。

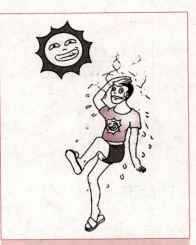

苦夏养肾，救急于水（汗水）火（燥热）。

1. 迫在眉睫的夏季避暑

太阳像一个在我们头顶从上面加热的火炉，世间万物被滋养着，被炙烤着。面对酷暑，海参会蜷缩着身子躺在浅海中不吃不动，用消耗体内积存的脂肪维持生命活动直到秋凉；非洲浅海水域的肺鱼可以通过自身分泌黏液把泥土黏在一起筑成避暑求凉的安乐窝；南非的树鱼则会爬到树上的阴凉处，为了度过酷夏而酣睡两个多月；而当鲸鱼觉得热时，它可以用冷水冲洗口腔和鼻腔，然后会把热水变成美丽的喷泉；其他的如松鼠会翘起尾巴遮阳；兔子会用耳朵散热降温；蜜蜂会用双翼扇风；犀牛可以在泥里打滚；狗可以吐舌头散热；鸡可以展翅降温。人呢？人该怎么避暑？风扇 24 小时夜以继日地散热吗？空调开到 18℃ 把房屋变成一个"大冰箱"吗？

有一个词叫"苦夏"，大体上就是针对那些容易中暑的人而言的，说夏天的时候很苦，原因就是暑气太盛，天气太热。这个时候，既要让阳气升发，又要注意不让阳气被过度发散。就如何避暑的问题，跟动物避暑的方法类似，因人而异，因地制宜。临床调查发现，夏季中暑人群大体与我们公交车需要优先照顾的人群相当，即老、弱、病、孕等，残多为外力所致，一般说来与中暑没有什么必然的联系，下面就从这个分类出发，进行中暑原因和应对的简单说明，可参照对号入座。

其一：老

老，即老年人，老年人之所以容易中暑，一句话就说完了，因为他们皮肤汗腺萎缩和循环系统功能衰退，机体散热不畅。可以近似地打个比方，就像很多家用电器，电脑、电视等用的时间长了，大多会有散热功能下降，从而影响功能发挥一样。老年人本身体质弱，而且常患有心血管疾病等一些慢性病，所以老年人更容易在高温季节中暑，严重者可导致死亡。所以，建议老年人在气温超过 37℃ 时应尽可能待在相对凉爽的屋子里，少到阳光直射的地方。即使喜欢运动对自己体质较为有信心的老人，也要尽可能避免在中午 11 时至下午 4 时这段炎热的时间里进行锻炼，以减少外界的阳光直接辐射在身体上。在出汗后要多饮水，及时补充流失的水分，为了防止狂饮，绝对不可以等到口渴了再去饮水。饮食要以清淡素食为主，多吃些西红柿、青菜、莴苣等富含维生素的蔬菜或多饮绿豆汤、金银花水等清凉防暑饮料。

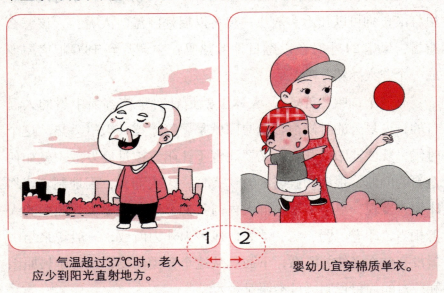

① 气温超过37℃时，老人应少到阳光直射地方。

② 婴幼儿宜穿棉质单衣。

其二：弱

弱，在这里主要是针对婴幼儿而言的。婴幼儿是祖国的未来，是家庭的希望，防止他们中暑不仅是因为他们被寄予很多，还因为他们身体各系统发育还不够完善，体温调节的功能也还相对较差，而且较多的皮下脂肪也会对散热不利。因此，在穿着上首先应为其穿薄的棉质单衣，如果流汗要马上擦干，尽量不用电扇或冷气。外出戏水前应选择不含香精、防晒系数低于 15 的防晒乳液外搽。室内外温差不要太大，室温不低于 25℃。房内最好放一盆水，以免干燥。

其三：病

与普通人相比，一些身体素质较差的患者更容易出现中暑问题，如炎热天气会使心血管病患者的交感神经兴奋，加重心血管的负荷，体内的热量不能及时散发而积蓄所以也容易中暑；糖尿病患者的机体对内外环境温度变化反应迟钝，虽然热量已经积蓄在体内，但病人的自觉症状却出现得较晚，所以也易引起中暑。除此之外，一些患感染性疾病的患者，因为细菌或病毒性感染可以使人体产生内源性致热原，致使机体产热加速，加之炎症助纣为虐，还能使机体释放出一些血管活性物质，使血管痉挛收缩，更不利于散热而容易中暑。

夏天出汗多，营养流失太快，人们因各自的病患不同而出现不同程度的消瘦。尽管如此，夏季，单纯的营养补给还不容易被吸收；而且"补"的火候也很难掌握，少了身体还欠缺，多了又容易上火，因此夏天进补要以均衡营养、降温去火为前提，不宜进食燥性补品。这里推荐你可以在了解自身疾患的基础上，将豆浆作为消暑进补的一剂良药。众所周知，豆浆性平味甘，有生津润燥之效，"泻胃火，治内热""利水下气，制诸风热"。而且以黄豆和绿豆为原料做成的豆饮，还富含蛋白质、维生素、矿物质等养分，经常饮用能均衡人体营养，调整内分泌，对降低胆固醇、减轻动脉硬化、高血压及保肝等有一定的帮助。

其四：孕

一个人吃，两个人吸收，孕妇因为怀孕后体力消耗大，身体处在一种极度虚弱的境地，而且如果逗留在通风不良、温度较高的室内，则更容易中暑。对于孕妇的中暑防治除了衣着应凉爽宽

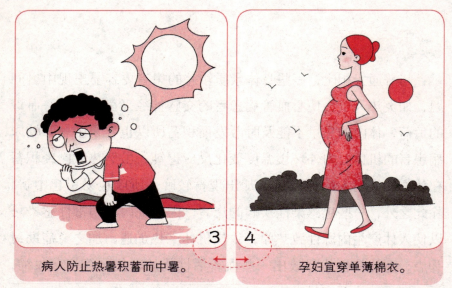

③ 病人防止热暑积蓄而中暑。 ④ 孕妇宜穿单薄棉衣。

大并经常用温水擦洗外，还需要在吃上下工夫，多吃新鲜蔬菜、豆制品及一些补气益阳的食物。比如可以取用百合干、莲子肉、银耳各 10 克，绿豆 45 克，冰糖或蜂蜜适量。将百合干和莲子肉用温水浸泡至发软；将银耳用水发开，洗净择成小朵；将绿豆浸泡充分，与百合干、莲子肉、银耳清洗干净，一起放入豆浆机内，注入适量清水，启动机器，十几分钟后，就做好了这道百合莲子浆。

避暑是很多人容易忽略的一件事，我们从正面对身体进行呵护的时候，策略考虑的一个应有之义则是防止疾患的侵袭，这就像一些谋略之士所称的，很多时候最好的进攻就是防守一样，为了防止中暑，除了一些常规的防守外，家中常备一些中药也是必需的。比如具有降暑解毒、化湿和中之效的藿香正气水；可用于中暑引起的头痛、头晕、恶心、呕吐、胃肠不适等的十滴水；可用于因高温引起的中暑头痛的仁丹；多用于中暑昏迷者急救的暑症片。另外，夏桑菊颗粒、下火王颗粒、抗病毒颗粒以及用菊花、金银花等沸水冲泡代茶饮，对防治夏日中暑等均有良好作用。

2. 夏季，身体疏泄的安全通道

　　夏季避暑人之常情，也是养生之要义，但为什么还要"无厌于日"呢？这不是自相矛盾吗？其实，这是一个问题的两个方面，即利与弊。一方面强调了夏热容易使人中暑之弊，另一方面也要看到夏热之利，即疏泄。回答为什么要"无厌于日"，这还得从其本意说起。

　　厌，本意是满足的意思，如人们常说的百听不厌，其本意就是听了很多次也不满足还想听的意思。这里，显然不是说不要满足太阳的照射，而是转化为了不要害怕阳光、不要怕夏热的意思，当然，这里的不要怕并非说你可以跟太阳对着"火拼"，而是一种合理的利用夏热以接纳阳气，适当地出汗以疏泄之意。

　　时令的不同就像上面我们提到的，实际上是大自然给我们的一种恩赐，让我们的身体在时令转换中得到"锻炼"，所以，从这个意义上说，人们应该更多地利用这种恩赐，而不是太多地借助甚至依赖空调、风扇等来赶走这样的上等好礼，否则，人体的毛孔在这种冷闭热张中变得张弛无度，这也正是很多人在沾沾自喜地享受空调带来的"品质"生活的时候，却得上了"空调病"等疾病的原因。

　　需要纠正的是，过去"汗滴禾下土"的超强劳作在很大程度上已经是一去不复返了，随着科学的进步和人们生活水平的提高，人们对于太阳的照射不是多了而是少了，日光浴反而变成了一种品质生活的享受，一方面是一种自我的调节和放松，另一方面则是利用自然阳光让我们的身体得到疏泄，不是通过人工的抽、吸等手段，而是在出汗的同时让身体的垃圾得到排泄。所

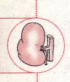
以，夏天虽然比较热，但不要老躲在家里，至少可以到公园里、树荫下、小河旁边去活动活动，让自己出出汗。其实这一点在生活中我们或多或少都有体会，那些久不出汗的人体质反而会下降，做事提不起神，走路提不起劲，相反那些经常出汗或者偶尔有机会出汗者，反而有一种自己说不出来的轻松，其实道理就在这里，卸下的自然不是肩背上的包袱，而是排除了那些积淀在体内的"垃圾"。

事实上，疏泄在排除体内垃圾的同时，还有一个作用就是"空位"，这就与我们的电脑里面经常性地要做一些磁盘清理相类似，只有清除一些没有多少价值的东西，那么进补等才有进得去的空间。试想，还没有到收获的时令而体内已经淤积了相当多的东西，那么，到了秋天如何进补，即使表面上那些进补的东西吃了不少，但实际上是往往起不到进补的作用。这是因为没有很好的疏泄，所以那些进补的东西不能到位。从这里也解释了有些生活水平本不错的人，却面对自己可爱宝宝不长身体很发愁的原因，别人家的孩子吃馒头都长的有肉有个的，而自家孩子吃得比别人家孩子明显的要好出许多，可就是不长个儿、不长肉。这也是《黄帝内经》提到夏季养生的时候。强调要"使气得泄"的依据所在。

秋燥养肾，春捂秋冻以滋阴养津

"春捂秋冻"是一句养生谚语，在很多人那里已经被奉为了养生的经验，"春捂"就是说春季气温刚转暖，乍暖还寒，气温变化又大，因此不要过早脱掉棉衣；"秋冻"就是说秋季气温稍凉爽，不要过早过多地增加衣服。适宜的凉爽刺激，有助于锻炼耐寒能力，在逐渐降低温度的环境中，经过一段时间的锻炼，能提高对低温的适应力。同样道理，季节刚开始转换时，同时，防止暑热尚未褪尽，一旦气温回升，出汗着风就很容易伤风感冒。

秋季是气候由热转凉的时候，人体肌表亦处于疏泄与致密交替之际。此时，阴气初生而未盛，阳气始减而未衰，故气温开始逐渐下降，人体阳气也开始收敛。此时若能适当接受一些冷空气的刺激，不但有利于肌表之致密，而且还能增强人的应激和耐寒能力。因此，在初秋虽气候转凉，但秋风拂面不冻身，故不要一下子盖被太多。穿衣

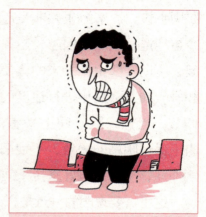

秋季阳气减而未衰适当"冻一冻"。

也要有所控制，有意让身体"冻一冻"，使机体的防御功能得到锻炼。当然，冻并非是完全被动地去接受"冻"的洗礼，这里建议你的"秋冻"要变被动为主动，主动去"冻"，同时又主动地去防"冻"，如何做呢？具体说来可以在动中冻，在冻中动。这样既能很好地把握冻的度，又可以顺应秋季"收养"的需要。"八尺龙须方锦褥，已凉天气未寒时。"入秋以来，气温逐渐下降，燥气明显上升，人们倍感秋季的凉爽。这里简要地列出几种适宜于秋天的锻炼方法。

方略一：冷浴

所谓冷浴，就是用10～20℃的冷水洗澡，秋季的自然水温多是在这一范围内。根据热胀冷缩的原理，我们很容易理解冷水

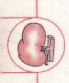

的收敛之质，在顺应"养收"的时候，冷水浴很难说像其他运动那样会大汗淋漓，但这并非说温度和时间没有限度，从原则上讲，冷水浴也并非是越冷越地道，洗的时间越长越保健，所以，要根据个人的体质和燥气的升降变化进行适度的调节，当然，从时间上来看，为了保证阴精的内敛，不使阳气外耗，冷水浴最好坚持不间断。

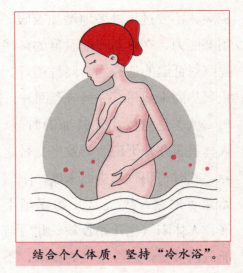

结合个人体质，坚持"冷水浴"。

　　这里需要说明的一点是，冷水浴必须采取循序渐进的方法。所谓的循序渐进在这里有四个基本的意思，一是人体对寒冷和冷水的适应要随天气逐渐向前推进；二是洗浴的部位要"由局部到全身"；三是水温要"由高渐低"；四是洗浴的时间要"由短渐长"。必须说明的是，冷水浴并非对每个人都适合。有些人的皮肤对冷水敏感，遇到冷水就会产生过敏症状，这类特异体质的人就不能进行冷水浴。此外，患有严重高血压、冠心病、风湿病、空洞性肺结核、坐骨神经痛以及高热病人都不可进行冷水淋浴。

方略二：慢跑

　　慢跑也是一项较为理想的秋冻运动。秋季早晚较冷，衣服相对穿得单薄些，然后通过运动来进行冷的防御，而且慢跑还可以使我们在运动的过程中，在经受冷的过程中慢慢地驱走冷，同时，毛细血管等也不会在短时间内大量地张开，让自己的阳气被开散。所以，慢跑的过程中可以有很多手与脚的动作，但需以周

身微微发热在尚未出汗的时候就
缓缓停止运动，以收到养护阴精
之功效。

秋季的养生项目还很多，如
爬山、打球、气功等，选择何种
锻炼项目应以自己的年龄、体质、
爱好等而定，不宜盲从。但无论
你选择何种活动，都要注意一个
"冻"字，不宜"动"得大汗淋

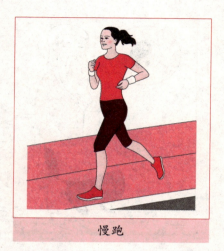

慢跑

漓，因为秋天人体的阴精阳气正处在收敛内养的阶段，所以运动量
不可太大，以防止出汗过多而阳气耗损，需要再次强调的是，为达
到"养收"的养生效果，在周身微热尚未汗出时即当停止。

最后要特别提醒一点的是，小孩子多属阳气偏旺之体，过暖
则会助长阳气而消耗阴液。实际上，过早过度保暖使身体出汗反
而容易感冒。所以，结合体质适当地给他们一个暴露于冷环境的
机会，对孩子预防感冒是有好处的。当然，冷水浴一般建议不要
采用，毕竟暮秋天气渐冷，寒冬的气息已近，对人体的阳气有一
定的遏制作用。小孩子能在渐进的过程中做到冷水擦拭就算大功
告成，切忌照搬成人的做法。

冬寒养肾，调和气血补肾正当时

调和气血：三九天集中进补把肾养

冬三月草木凋零，冰冻虫伏，自然界万物闭藏。冬季养生要

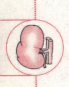

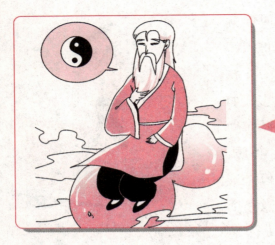

《易经》中有"冬至阳生"的说法。即节气运行到冬至这一天，阴极阳生，此时人体内阳气蓬勃生发，最易吸收外来的营养，而发挥其滋补功效，充分说明在这一天前后进补最为适宜。

顺应体内阳气的潜藏，以敛阴护阳为原则，此时不仅需要早睡以养阳气、迟起以固阴精，还需要厚味以进补。

立冬宣告了冬季的来临，冬季寒冷，需要养生，而"养生之本，在于饮食"，因此，冬季的饮食调养要遵循"虚则补之，寒则温之"的原则。而立冬的到来是阳气潜藏，阴气盛极，蛰虫伏藏，万物养精蓄锐以为春季生发做准备的大好时机。从进补时间的选择来看，一般认为冬至日是一年中白天最短、黑夜最长的一天。《易经》中有"冬至阳生"的说法。即节气运行到冬至这一天，阴极阳生，此时人体内阳气蓬勃生发，最易吸收外来的营养，而发挥其滋补功效，充分说明在这一天前后进补最为适宜。当然，冬令进补时间的选择因人而异，比如患有慢性疾病又属于阳虚体质的人需长时间进补，可从立冬开始直至立春；体质一般而不需大补的人，可在三九天集中进补。

冬季的一个显著的脾性就是寒冷，该如何抵御寒冷的袭击呢？不外乎使体内产热增加，散热减少，具体到饮食上，就需要适当进食高热量食品，以促进糖、脂肪、蛋白质的分解代谢，故应多吃具有御寒功效的食物，进行温补和调养，滋养五脏、扶正

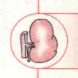

固本、培育元气，促使体内阳气升发，从而温养全身组织使身体更强壮，有利于抗拒外邪，起到很好的御寒作用，减少疾病的发生。

如果冬季怕冷，建议最好适当补充一些钙和铁，以提高御寒能力。具体说来含钙的食物主要包括牛奶、豆制品、海带、紫菜、贝类、鱼虾等；含铁的食物则主要为动物血、蛋黄、猪肝、黄豆、芝麻、黑木耳和大枣等。如果是气虚则可用人参或西洋参，两者均含有多糖类等多种活性物质，有大补元气之功效；如果是阳虚者可用鹿

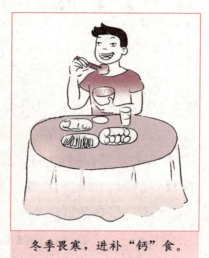

冬季畏寒，进补"钙"食。

茸，富含氨基酸及钙、磷、镁，有壮肾阳、强筋骨之功效；如果是阴虚者可服枸杞子、百合，均含有蛋白质、脂肪、糖及多种生物碱等，有养阴润肺、清心安神等功效。

冬季是一个寒冷的季节。事实上冬令进补与平衡阴阳、疏通经络、调和气血有密切关系。所以，进补还应顺其自然，注意养阳，以滋补为主。根据中医"虚则补之，寒则温之"的原则，在膳食中应多吃温性、热性，特别是温补肾阳的食物进行调理，以应"冬气"。从而帮助实现体内阳气的升发，为来年的身体健康打好基础。俗话说"三九补一冬，来年无病痛"，就是这个道理。

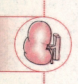

午时小憩，心经当令益补阴虚

　　午，表示相交，如，午午，即交错杂沓的样子；午道，即纵横交贯的要道；午贯，即十字形交叉贯穿；午割，即交叉切割的意思。在这里作为时辰表示的是阴阳相交。事实上，凡是带有"午"旁的字都有相交的意思，如"忤"、"迕"。午时，指一天中的11—13时，午时气血流注于心经，就像流水作业一样，气血到了心经，心经自然就要接应，所以此时是心经当令。心经也属十二经脉之一。它的循行路线是在体内，属心、络小肠，并与咽部及眼相连。在体表，由腋下部，沿上肢屈侧后面向下，止于小指端。所以，在有心痛、口渴、咽干、目黄、胁痛等症状时，大体可以考虑是不是心经的循行受到了影响。

　　中医认为心为"君主之官，神明出焉"，而午时正是一阴生，阴气与阳气交汇的关键时刻，正所谓"阴阳相搏谓之神"，所以，心与肾交汇的规模越大，程度越高，人的精神就会越好。所以，很多健身者都会借此大好时机

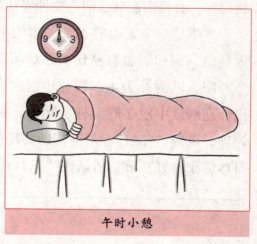

午时小憩

练"子午"功，以便利用子时和午时天地气机转化来颐养身体。练子午功到底有什么好处呢？其主要是借助了天机的能量让心肾

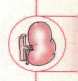

相交。具体说来，心为火在上，肾为水在下，我们都知道，火往上飘，而肾水往下行，这样就形成了心火可以暖肾，肾水可以让心火不至于太过，心肾得以相互交汇。

当然，子午功的修炼以至达到心肾相交是需要一定能量的，所以对气血不是特别强的人来说，基本上没有足够的能量去承接这种交汇之气，也就不可能借用天机来满足我们人体的这种运化。那是不是就让其白白地流失呢？自然不是，这里建议你用睡觉的方式以应"心肾相交"。需要强调的是，即使刚开始睡不着，闭目养神也会有相当的效果，因为你睡觉的那一瞬间就是心肾相交之时，再说，只要坚持，生物钟会渐渐调节过来的。

类似上面，午时的调养我们也可以从属相上看出一些门道来，午属相为马，通常人们都有烈马倔驴之说。对待驴我们不能过多去抽打它，因为驴属于土地之性，你越抽它，它就越不动、越犟，所以中国文化里面有叫"顺毛驴"之说，对于驴更多的是要哄着，否则它就"撂蹶子"，这就像肾水需要疏布一

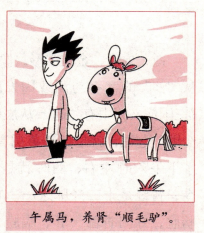

午属马，养肾"顺毛驴"。

样；而马就不一样，属火，有烈性，更多的是要养，跟生命不息而运动不止的心一样。

从上面两点来看，夜半子时为阴阳大会，水火交泰之际，这个时候称为"合阴"，所谓"日入阳尽，而阴受气，夜半而大会，万民皆卧，命日合阴"。因为"子时"是人体经气"阴阳交合"的时候，是一天中阴气最重的时候，《黄帝内经》说："阳气尽则

卧，阴气尽则寐。"所以在这个时候最容易入睡，不仅可以应承天地阴阳转换，而且睡眠质量也是最好。"阴气盛则寐"说的也是这个道理。正是从这个角度来说，我们失眠应该多考虑是否是心肾阴阳失调下形成的水火不济，引起心肾不交而导致失眠。建议肾阴虚的可适当摄入六味地黄丸之类，而心阴亏的应常吃桂圆肉、麦冬、百合、莲子、柏子仁等，如果属于肾阳虚引起的要吃金匮肾气丸。

酉时培补，肾经当令宜清心寡欲

酉，象形，金文字形，像酒坛形。"酉"是汉字的一个部首，从"酉"的字多与酒或因发酵而制成的食物有关。此为时辰，《三国演义》中有"赵云从辰时杀至酉时，不得脱走，只得下马少歇"之说，就是指其英勇善战，从早上的 8 时左右一直战到了下午六时左右，酉时就是下午的 5—7 时。这时候是肾经当令，肾经是十二经脉之一。它的循行路线是：在体内属肾，络膀胱，并与脊髓、肝、膈膜、喉部、舌根、肺、心、胸腔等相连。在体表，由足小趾，经足心、内踝、下肢内侧后面、腹部，止于胸部。如果出现了肚子饿而又不想吃饭、心悸、胸痛、精神委靡、烦躁、视物不清等症状，多与肾经出了问题有关。还要说明一点的是，很多男人都知道"男抖穷"之说，为什么他们还忍不住会抖呢？其实不是因为他们不怕"穷"，也不是因为他们不迷信，而是因为肾经出了问题，肾精不足，人的自身组织系统就采取了"抖"的方式来刺激阳气的生发，这跟人要打呵欠是类似的道理。

那么，是不是肾经一出问题，我们就该补呢？不是！现在很多的人动不动就补肾，其实很多人补的结果并不是肾好了，而是心理的感觉好了，认为自己吃了这么多的补肾品，肾该满足了，肾气该足了。事实呢？这些补品在很多人那里都变成了垃圾。为什么会这样呢？从前面的相关章节我们已经知道，肾的一个重要的生理功能就是主收藏，酉时肾经当班，自然也是其收藏功能出现突出表现的时候，但如果经脉不通呢？这就像交通阻塞一样，一边需要，但交通阻塞过不去，而另一边却不断地往这边送，其结果就是运送的东西渐渐地变质，就地处理就成为了垃圾，换句话说，人体的代谢在此时出问题了。说到这里，想要为啤酒洗雪一下冤屈，那些"将军肚"并非都是啤酒的过错，很大程度上也与现在"吃得太好"有关。

从属相来看，酉时对应的是鸡，鸡为火性。在民间鸡被认为是发物，所谓的发物，就是指特别容易诱发某些疾病或加重已发疾病的食物，如鸡、蛋类、猪头肉等对人体而言为异体蛋白，这种异体蛋白就可构成过敏原而导致人体发病。其他发物还有如蘑菇、香菇等食用菌类，带鱼、黄鱼、鲳鱼、蚌肉、虾、螃蟹等水产品，禽畜类和糟、酒酿、白酒、豌豆、黄豆、豆腐、豆腐乳、蚕蛹及葱、蒜、韭菜等。尽管如此，也大可不必谈食色变，甚至很多时候，像鸡、蛋这类发物还是民间往来之"礼"，比如，中国大多数地方都有谁家媳妇生孩子了，母亲大人会送老母鸡炖汤喝。为什么选择的礼物会是鸡呢？不仅因为民间很多人都养鸡送鸡方便，还因为鸡性火，采用炖的方式则水火相济有益身体。

对于肾精的培补，其实"清心"与"寡欲"就是最好的进

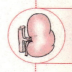

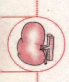

补。所谓的"清心"就是指口味一定要清淡，不要吃太辛辣和太咸的东西，因为咸和辣如果太过都是对肾精具有耗损作用。还有就是要"寡欲"，不要总是戴着有"色"的眼镜去看人，更不要带着有"色"的思维去"惦念"一个人，那样对人肾精的伤害是致命的。

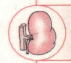
中医理论认为："肾为先天之本。"但市民存在很多误解。比如，养肾都是男人的事，跟女人有什么关系。养肾是刚结婚的小青年的事，跟我一个老头子有啥关系。肾虚了哪有那么费劲，吃点壮阳药不就万事大吉了吗？更有甚者，认为日常忙工作，适当憋憋尿还能锻炼膀胱等器官，工作健身两不误，有何不好？解码困惑，让你养肾护肾少走"弯路"。

误区一： 养肾跟女人没关系

你补肾了吗？在电视媒体和充斥报纸版面等各种广告的"联合"问询中，不管是浓烈的关爱还是夹杂着警醒的质问，每个人都能有这样的感觉：男人要补肾。而且我们也知道，"性"福生活中男人主动，女人主静，男人需要补一补不仅正常，而且必须。但如果要说女人也需要补肾，轻则会说你胡扯，重则会有人挽起袖子和你辩论，更有甚者会说你在骂她。

到底怎么回事？这还得从肾的功能说起。《黄帝内经》在《素问·六节藏象论篇》中说："肾者，主蛰，封藏之本，精之处也，其华在发，其充在骨，为阴中之少阴，通于冬气。"意思是说肾主蛰伏，是封藏精气的根本，为精所居，其充养在骨，因为肾居下焦属阴，是以藏精为主。需要特别说明的是，这里的"精"并不是男人的精液，而是指人体的精气。这也是很多女性对于养肾之事，摆出一副"事不关己高高挂起"态度的一个主要的原因所在。

所以，养肾，女人也不该是旁观者。当然，养肾都需要，但补肾却不是人人都需要，也不是时时刻刻都需要补。那么，有的女性朋友就要问了，肾作为先天之本，内藏于体内，别说精气，就连肾我们都见不上一面，我们又该怎么去养？如何知道自己是不是也该补肾了呢？很简单，看头发，这在前面我们已经介绍过。肾其华在发，是指肾的精气盛衰，可以从头发上看出来。头发不好反映的就是肾中精气不盛，至于头发是好是坏，这就不用我在这里多费口舌了，爱美的女性一看就心知肚明。

正是因为肾和头发之间的这一特殊关系，如果在听到周围那些抱怨："我的头发又黄、又干、又少，什么好的护发用品，不管多贵，只要我听说了，一定毫不犹豫地买下来，可是几年下来，头发发质不仅不见好转，反而越来越差了，怎么回事？"你可以用我教你的方法去告

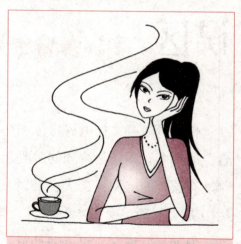

发质干黄，找找肾的"原因"。

诉她们，她们迫切需要的不是什么牌子的化妆品，而是补肾。

如果是碰到哥们级的好朋友，你还可以多数落她几句，当然，说是数落，其实是让她彻底明白，女人的美不仅仅是在化妆里，还需要在适当的时候进行补肾。与其少则几百，多则上千元

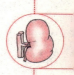

地买各式各样的化妆品，用粉底液扮靓肤色，用口红唇彩调亮唇色，用遮瑕笔掩饰皮肤的斑、痘等，还不如一劳永逸地做一下内部的调理，毕竟，要让自己的脸上有"面子"，首先得有身体健康的"里子"。由此可见，女人养肾，还可以健康和美容"双赢"，何乐而不为？

误区二：刚结婚的人才需补肾

前一阵子，李天国觉得上下楼梯比较吃力。结果去医院，出乎他意料的是，医生让他补补肾，他有些哭笑不得地自语："补肾？那不是刚结婚的小青年的事吗？一个老头子补什么肾？"没想到，医生却一脸严肃。

经过医生进一步说明李先生才知道，原来，肾主骨生髓，是主骨骼的，儿童为什么容易得软骨病？究其根本原因是因为肾气不足，所以才让儿童多晒太阳，补充肾气。一般来讲，人的肾气到十四五岁以后才会逐渐充盈起来，肾气不充盈的时候，骨头中的骨髓就相对弱，骨质得不到濡养，就

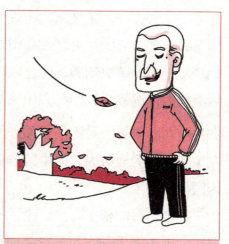

老人养肾，骨质不疏松。

好像鲜花，正在生长的期间，主人没有给它足够的养分，鲜花长得蔫。老年人过了五六十岁，肾气耗损过大，肾精不足了，骨头

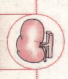

里的骨髓也呈现出一种空虚的状态，骨髓空虚了，周围的骨质就得不到足够的养分，就疏松了。其实我们的骨头就像一座大楼，它是由一块一块的砖头砌成的，如果砖出现了问题，那么这座大楼岂不成了豆腐渣工程？所以，建议你多喝点骨头汤，以形补形；另外还可以多吃一些坚果，如核桃仁、花生仁、腰果，这些果子是植物为了延续它的后代，把所有精华都集中到果仁儿了，有很强的补肾作用。

有的人会认为，去医院都检查了，没什么病呀。打个比方说，假如墙壁上出现了裂缝，西医就像建筑工人，往裂缝里塞点泥或水泥，把裂缝填满。而中医呢，看见墙壁上出现裂缝，它首先要看看为什么出现裂缝，是因为房子年久失修，还是结构出现问题导致那道墙的压力增加。中医是从根本上解决问题，防止以后类似的情况发生，即防患于未

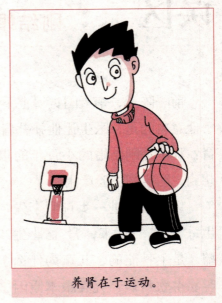

养肾在于运动。

然！中西医侧重点是不一样的。所以很多人看中医时，觉得中医在骗人，因为他头痛，但中医偏偏先看他的脚有没有问题，不如西医简单明了。

补肾益精的根本办法，除了补养之法外，还要用活血通络的办法。因为老人一方面是肾精虚弱，骨质疏松了，很多老年人就不愿意走动了，越不愿意走动，血脉越得不到锻炼，就越不通畅，脉络瘀滞就这么形成了。所以，春秋最好在上午散步，吸收阳气；夏天在傍晚散步；冬天在中午的时候散步最为适宜。有的

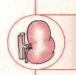

人十天不运动，一天跑到健身房弄得大汗淋漓，好像是锻炼了，其实那叫折腾。汗出得太多的时候，那不是汗，血汗同源那是肾气。所以走到身上微微有汗，气血开始运动起来就行了，这时内在的废弃物就已经排出了，也就达到目的了，不要大汗淋漓。当你大汗淋漓的时候就证明在消耗肾气了。

误区三：吃了壮阳药自然不肾虚

性是夫妻幸福的润滑剂，夫妻之间骨子里都很在乎性功能的正常。但他们往往不会因为性能力的问题去医院治疗，认为丢了面子，还不如吃一些所谓的神奇壮阳药。所以一些厂家抓住人们的这个心理，大肆宣扬自己的产品可以提高男人的性功能。也因为这样类似广告的误导，使消费者以为补肾药就是"壮阳药"，认为"一吃就灵"。

其实，补肾分为滋阴和壮阳两方面。顾名思义，滋阴就是滋养阴液，壮阳指的是温补肾阳。从这里我们可以明显看出：补肾包括壮阳，而壮阳却不一定能补肾。也正是因为这两方面的原因，中医认为肾虚分为肾阴虚与肾阳虚两种。谈到肾阴虚与肾阳虚，我们都知道"阴阳"是道家学派的理论，为什么中医也要提到"阴"与"阳"呢？

《景岳全书》对中医做过这样精辟的总结："医道虽繁而可以一言以蔽之者曰：阴阳而已。"很冷的冬天为什么要喝姜汤暖身？或许你觉得这是个天经地义的事情，殊不知，这个"天经地义"已经符合了阴阳制约的道理。中医认为肾气也分为阴阳两种，原本的阴阳两气是平衡的，但是由于环境、自身压力等多方面的原因，使得这两股阴阳之气失去了平衡。有的人肾阴气较厉害，阴盛则阳虚，使得自身阴阳两者变得不和谐，就出现肾阳虚；而有的人肾阳气势力较强，阳盛则阴虚，人体则出现肾阴虚。这时虽然都是肾虚，但是重点却不同，所以所用调理方式也应该不同。

有这样两位肾虚患者，老王和老李，他们原本是朋友。老王吃某厂家的壮阳药物后，肾虚治愈了，于是他把这种药物介绍给老李。老李吃后，非但没有痊愈，反而病情越来越严重……一段本来很好的友谊，渐渐出现了裂痕，这是为什么呢？

两人虽然都是肾虚，但老王多表现为腰膝冷痛、夜尿多、小便清长、喜热怕凉、懒动等，他是典型的肾阳虚，那么就需要壮阳。要多补阳气，怎么补阳气？

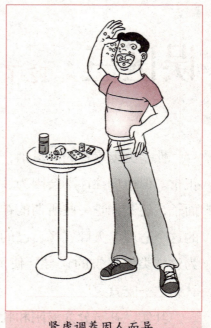

肾虚调养因人而异。

多晒太阳，多吃壮阳的食物，如羊肉、狗肉等。这种壮阳药物对老王有效。老李则表现为腰膝酸软、头晕目眩、口干、盗汗、潮热、心烦气躁等，他是肾阴虚，需要滋阴，却吃的壮阳药物，效果当然要适得其反。拿太极两仪图来说明这个问题，一个圆里有两条游动的鱼，一条白鱼为阳，一条黑鱼为阴，白鱼占的面积越大，黑鱼的面积就越少，本来黑鱼的势力范围就小，这个圆已经不平衡了，可是老李却不滋阴使黑鱼的面积变大，只一味地壮阳，使阳鱼的面积越来越大，违背了阴阳两极相互制约的这个自

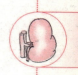

然规律，这个圆的和谐被打破了，肾自然就越来越不健康。后来笔者建议他改吃滋阴的药物，加上饮食调理，如多吃鸭蛋、蚌肉、甲鱼等，老李的病很快也就治好了。

"冰冻三尺，非一日之寒"，补肾也一样。身体的滋补是一项"润物细无声"的系统工程，养肾切忌图快，应该注重温和进补，靠的是我们平时生活一点一滴的积累，比如冬天多吃点滋阴壮阳的食物：羊肉、鸭肉等；爱美的女人最好不要穿低腰裤等。如果盲目进补、求快，那样只能使肾气亏虚加剧，而结果是"偷鸡不成，反蚀一把米"。

误区四：肾虚意味着性功能障碍

小张是一家企业的采购员，常年奔波在外，工作比较辛苦。前几天出差回来后，他觉得特别累，身体软绵绵的，脸色苍白，肤质粗糙、干燥，出现皱纹、色斑，更要命的是记忆力减退，对于一个采购员来说，记忆力减退可不是闹着玩儿的。于是小张赶紧去了一家中医诊所看病，没想到诊断结果竟然是"肾虚"。小张得知结果后大吃一惊，心想：肾

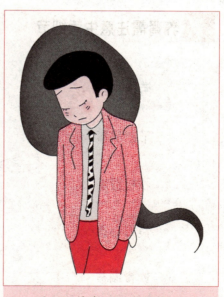

别烦！肾虚≠性能力低下。

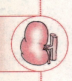

虚不就是性能力减退吗？男人怎么能肾虚呢？他觉得自己患了难以启齿的病，整天闷闷不乐。

是啊，许多人在谈到"肾虚"时，往往把它和"性能力下降"等同，甚至有人认为，中医讲的"肾虚"就是西医所说的"ED"（勃起功能障碍）。这其实是一种误解。中医里讲的肾，不是西医所说的肾脏，它是先天之本，肾藏精，能充养骨髓、脑髓，调节生殖与泌尿，对人体生长发育和生命的进程起着重要的作用。事实上肾虚不仅包括性生活质量低下，还包括内分泌、运动、神经、泌尿、心血管、呼吸等诸多功能的下降。从中医角度来看，这些功能下降的主要原因是随着年龄增长、工作压力增大，体内肾阴、肾阳两股"精气"的相对平衡被破坏，肾精逐渐衰退所致。所以小张其实完全不用担心，"肾虚"多是生活压力过大导致的，只要经过一段时间的调养就可以得到改变。

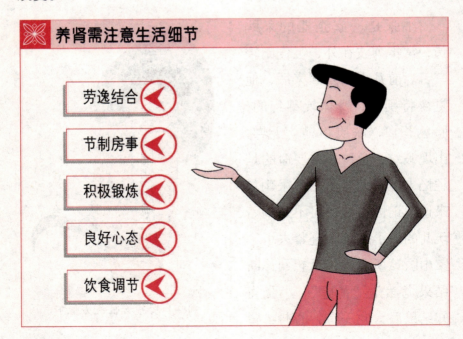

养肾需注意生活细节

- 劳逸结合
- 节制房事
- 积极锻炼
- 良好心态
- 饮食调节

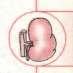

有些广告中宣传"十男九虚","中国90％的男人都肾虚",这完全是一种夸张的说法。根据调查表明,大多数自认为"肾虚"的男人,实际上他们的肾并不虚,只是由于生活压力过大而出现了暂时性肾虚的症状。退一步讲,即使是真正的肾虚患者,也不一定是性能力下降,而是一些其他的症状,如气喘、心悸、乏力等。肾虚既然是生理功能衰退的表现,所以男人大可不必担惊受怕,感到没有面子。虽然衰老不可抗拒,但是进程的快慢却是可以调节的。比如,有些人年纪轻轻就开始脱发、牙齿松动、骨骼柔韧性变差,早衰迹象明显;而有些花甲老人,却依然精神抖擞、健步如飞、中气十足。这其中的关键就在于肾气的调节,想要使肾气充足旺盛,就应该在日常的生活中注意劳逸结合,节制房事,积极锻炼,保持良好心态,并且要有针对性地对饮食进行调节。也就是说,按照自然规律进行养肾,健康与快乐将与你长相厮守。